Dados Internacionais de Catalogação na Publicação (CIP)
(Câmara Brasileira do Livro, SP, Brasil)

Spignesi, Angelyn
Mulheres famintas : uma psicologia da anorexia nervosa / Angelyn Spignesi ; tradução Norma Telles. — São Paulo : Summus, 1992.

ISBN 85-323-0124-X

1. Anorexia nervosa 2. Arquétipo (Psicologia) 3. Feminismo 4. Mitologia grega – Aspectos psicológicos 5. Mulheres – Saúde mental I. Título. II. Título: Uma psicologia da anorexia nervosa.

92-1349 CDD-616.85262

Índices para catálogo sistemático:

1. Anorexia nervosa : Medicina 616.85262
2. ... Medicina 616.85262

Dados Internacionais de Catalogação na Publicação (CIP)
(Câmara Brasileira do Livro, SP, Brasil)

Spignesi, Angelyn.
Mulheres famintas : uma psicologia da anorexia nervosa / Angelyn Spignesi ; tradução Norma Telles. — São Paulo : Summus, 1992.

ISBN 85-323-0124-X

1. Anorexia nervosa 2. Arquétipo (Psicologia) 3. Feminismo 4. Mitologia grega - Aspectos psicológicos 5. Mulheres - Saúde mental I. Título. II. Título: Uma psicologia da anorexia nervosa.

92-1359 CDD-616.85262

Índices para catálogo sistemático:

1. Anorexia nervosa : Neuroses : Medicina 616.85262
2. Apetite : Distúrbios : Neuroses : Medicina616.85262

Mulheres famintas

Uma Psicologia da Anorexia Nervosa

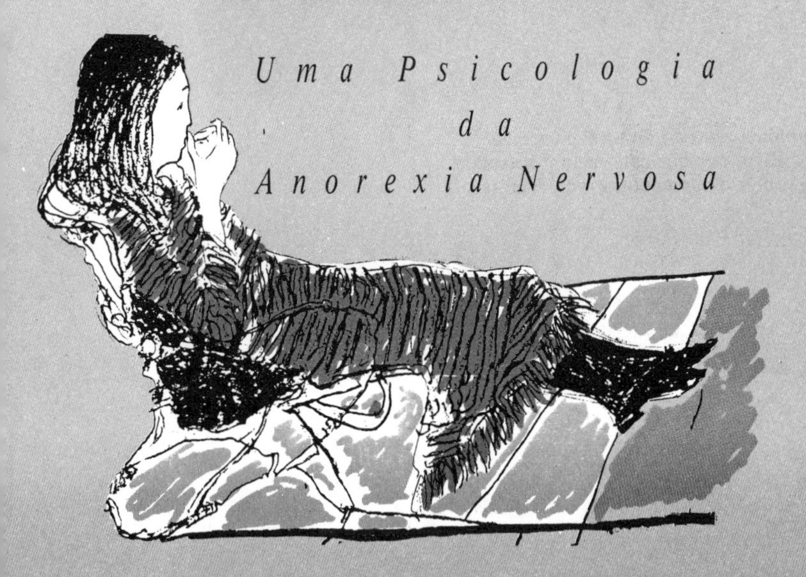

Angelyn Spignesi

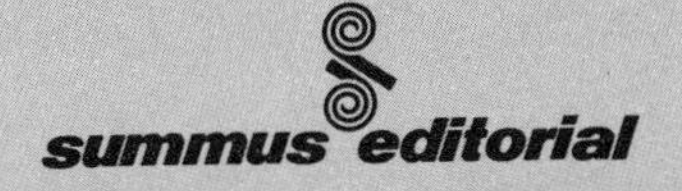

Do original em língua inglesa
Starving Women — A Psychology of Anorexia Nervosa

Tradução de:
Norma Telles

Capa de:
Isabel Carballo

Direitos para a língua portuguesa
adquiridos por
SUMMUS EDITORIAL LTDA.
Rua Cardoso de Almeida, 1287
05013 — São Paulo SP
Telefone (011) 872-3322
Caixa Postal 62.505 — CEP 01295
que se reserva a propriedade
desta tradução

Impresso no Brasil

Para minha mãe
e seu oceano

SUMÁRIO

PREFÁCIO

Toda psicologia é uma confissão, e o valor de uma psicologia para alguém repousa não nos locais com que possa se identificar, por satisfazerem suas necessidades psíquicas, mas que provoquem a elaboração de sua própria psicologia em resposta.

James Hillman, *Re-Visioning Psychology*

Certa noite, há algum tempo, eu e meus colegas discutíamos psicologia na esquina das ruas Routh e Hibernia, em Dalas, Texas. Estávamos delineando aquilo que gostaríamos de discutir em nossas palestras semanais, os temas psicológicos que nos mobilizavam. Mencionei minha real inquietação com o fato de só nos terem sido legados, das histéricas de Freud e das psicopatas de Jung e seus companheiros, volumes de interpretação e teoria, freudiana e junguiana. O que me preocupava era que, de algum modo, a *substância* da psique da mulher havia desaparecido, não podia ser localizada em todos aqueles volumes.

Meus colegas não compreendiam minha preocupação. Quanto mais desconcertados pareciam, mais ansiosa eu ficava, até mesmo insistente. Aquela noite acabou aparentemente calma para mim, mas, internamente, eu estava confusa e chocada. Naquele ano (1980), concluí a primeira parte deste manuscrito; a versão integral foi completada este ano (1982).

Estes dois anos marcam o centenário do tratamento de Anna O. (a histérica de Breuer que Freud "adotou") — ela adoeceu em 1880 e ficou curada em 1882. Anna O. foi uma figura básica em grande parte deste meu trabalho, não só porque acho que a anorexia é a descendente moderna da histeria, mas também porque lastimo que não nos tenha chegado, nas próprias palavras de Anna, um relato de sua exploração psíquica. Breuer faz alusões à descoberta feita por ela da "cura pela fala", assim como à sua prática da imaginação ativa e encenações físicas quando encontrava seus demônios psíquicos; mas em nenhum lugar encontramos essas figuras imaginais, nem nos é permitido caminhar com ela pela paisagem imaginal que aparece na teoria do inconsciente de Freud. Do mesmo modo, só me resta divagar sobre a paciente/amiga de Jung, Sabina Spielrein — onde está seu livro sobre o instinto de morte? O que aconteceu com suas tentativas de articular o campo de seu intenso sofrimento psíquico?

É por tudo isso que apresento este livro como um convite a todas nós, "histéricas", começarmos a escrever sobre nós mesmas a partir da nossa psique e, inerentemente, da mulher. O inconsciente feminino foi escrutinado, analisado e categorizado por brilhantes psicólogos das profundezas, mas cada um deles nos transmite essa exploração, essencialmente, a partir de sua própria psique. Este livro trata do tema da relação da mulher com o mundo psíquico inferior, com as figuras e paisagens imaginais subjacentes e que permeiam sua existência corporal. Já é tempo de nós, mulheres, penetrarmos no abismo desconhecido de nosso próprio campo psicológico e trazê-lo à tona, num esforço estético. Este campo já esperou muito, já emergiu demais como sintoma, já nos enviou sobremodo para sermos "curadas" por clínicos e médicos externos a ele. É tempo de encontrarmos os monstros em nossos sintomas, testemunharmos sua transformação em curador interno e passarmos a criar a partir dessa incursão.

É necessário um esclarecimento sobre a terminologia. O livro repousa na noção — encontrada nos trabalhos de Freud, Jung e Hillman — de que um reino psíquico subjacente permeia todos os comportamentos, pensamentos, atitudes, valores, emoções e percepções sensoriais cotidianas. Seguindo Jung e Hillman, uso os termos "mundo inferior" e "mundo superior" ao discutir isso. Os dois termos representam nossas perspectivas, nossas maneiras de ver o mundo. Quando nos colocamos na perspectiva do mundo superior, vemos a nós e ao mundo como literais, como objetos no tempo e no espaço, os quais podemos observar e até mesmo medir, mundo imediata e objetivamente presente em nossa consciência. Na perspectiva do mundo inferior, percebemos que tudo aquilo que é material remete ou reconduz às figuras autônomas da psique, que são coletivas, atravessam gerações e não estão submetidas às dimensões tempo/espaço da "realidade" cotidiana. Essas figuras, em geral, são escuras, monstruosas e aterrorizantes, e o encontro com elas e aprender a contê-las podem ser considerados uma viagem ao mundo inferior. Essa viagem não ultrapassa o materialmente dado. Pelo contrário, para entrar no mundo inferior, é preciso prestar muita atenção ao fenômeno específico "de cima". A perspectiva do mundo inferior não abandona a perspectiva sofista ou existencial-fenomenológica, para assumir uma outra, idealista e transcendental. Pelo contrário, ela permite e requer uma interpenetração do mundo sensorial com o reino imaginal. Neste pequeno livro sobre a anorexia, começo a explorar a viagem da mulher ao mundo inferior e sou grata à extensa literatura feminista, em parte citada neste trabalho, que fornece o contexto global no qual esse tipo de ensaio pode, finalmente, ser culturalmente avaliado.

Minha intenção aqui é penetrar na psique da anoréxica/bulímica, com grande abertura e respeito por sua substância, e contar a história a partir dos recessos internos dessa psique. Os capítulos progridem circularmente, cada um deles nos permitindo mergulhar mais fundo nos recessos da psique da anoréxica. No último capítulo, estaremos totalmente dentro de sua psique. Por isso, poder-se-á notar que a linguagem deste livro se altera lentamente, e no último capítulo as figuras passam ao primeiro plano, falam por si mesmas.

Uma última observação: embora este livro se preocupe com as anoréxicas/bulímicas literais, eu as considero mensageiras da *mulher faminta que há em toda pessoa*, da fêmea que tem fome da nutrição do mundo inferior do qual foi alijada durante séculos.

A estrutura do livro começa com "dados" sobre as anoréxicas literais e vai retomando esse material à medida que se aprofunda na psique, até chegar à figura da mulher faminta, na qual há lugar para toda mulher.

CAPÍTULO I

MÃE E OPOSIÇÃO

Atualmente, as feministas vêem a separação entre o mundo do Pai e o da Mãe como o próprio fundamento da cultura ocidental e da civilização moderna. Pode-se fazer uma leitura do movimento feminista corrente em termos de uma tentativa de libertar a Mãe da cozinha literal. Inúmeras vezes lemos explicações das mulheres modernas sobre como a fêmea tem ficado presa ao chão, enquanto as alturas dos vôos intelectuais e as profundezas das escapadas ardentes e libidinais não são para ela, ou têm sido destinadas às que se desviaram de seu gênero.

As feministas acham que a Mãe foi confinada ao âmbito de onde viemos: natureza, alimento, solo. As mulheres estão ligadas à vida e ao amor humano: sendo pacientes, consolando, reproduzindo, abrigando, socorrendo, sustentando a vida. Enquanto isso, os homens perambulam à vontade, tornam-se companheiros do mortal mundo noturno. Aos homens é dado o direito de desvincular o humano do material essencial da vida: ferir, matar, raptar, guiar, rezar por nós quando deixamos a vida, elevar-nos acima dela, estudar, venerar, analisar a morte e domínios misteriosos como o da alma. A raiva feminista dessas dicotomias significa um novo movimento, uma nova consciência que vai penetrando na cultura.

Os psicólogos das profundezas, por mais que tenham percorrido psique e instinto, não se empenharam em ver através das questões feministas — isto é, não exploraram o lugar imaginal do mitema que reflete a oposição entre Mãe e Pai e a conseqüente fúria crescente da Mãe. O que fizeram foi (particularmente Freud) perpetuar a separação entre Mãe e Pai e tudo aquilo que ela representa: emocional histriônico *versus* sistematização psicológica, lar *versus* civilização, cuidar das crianças *versus* distribuição mundial de energia psíquica.[1] Meu interesse aqui não é determinar se a obra de Freud pode ser abordada a partir de uma perspectiva feminista; outras já o fizeram.[2] O que me interessa é que, consistentemente, no interior dessa paisagem imaginal, a figura feminina é identificada, exclusivamente, com o lar terreno literal, com os aspectos emoção e nutrição. Em *O mal-estar da civilização*, Freud convoca Eros, originalmente identificado com a mulher, para nos salvar das confusões da civilização, do instinto de Tânatos, identificado com o homem.[3] Tânatos e Pai penetram e alçam vôo; as mulheres são deixadas no lar, em terra, dilatando com o alento de um grande coração a plenitude de Eros, de modo a contrabalançar a desenfreada destruição do Pai. Vertical *versus* horizontal, Pai *versus* Mãe, Tânatos *versus* Eros: essa perspectiva constela oposição, dominação, conquista.

Mas reclamar por um resgate do "outro lado" — ou seja, emoção, fertilidade e fruição terrena, em geral associados à mulher, ao negro, ao poeta e ao louco — também não é defensável, pois nos confinaria à posição clássica: o oposto dos Meninos Crescidos. Mesmo uma revolta dos oprimidos não nos desembaraçaria das identificações estultificantes; apenas trocaria o lado da oposição a ficar por cima. Glorificar Mulher e Útero não é a resposta.

Tudo isso me leva a perguntar apenas isto: o problema é destruir o Pai ou é o Pai ter dominado durante tanto tempo, excluindo os outros elementos? É a inacreditável violação e destruição do planeta, evidente por toda parte, um aspecto do Pai *per se*, ou o resultado do reinado estrito de uma única dominante psíquica, de uma maneira de ver?

Essa questão me levou a uma outra; saber se a tarefa é fazer da Mãe uma Rainha (ou Rei) ou nos livrarmos totalmente das oposições. Para permitir que a mulher finalmente apareça — em sua plena expressão física e psicológica[4] —, não podemos mais imaginá-la como pólo oposto. Estamos começando a descobrir que quanto mais definimos a mulher como elevada, superior, dominante, mais constelamos a destruição de tudo que conhecemos como feminino.[5] Tentativas de se igualar ou imitar o homem apenas fazem parte de uma fase da recuperação de uma feminilidade inerente (Rilke percebeu isso há anos).[6] As líderes feministas modernas já mostraram os problemas e perigos implícitos quando a mulher endossa conceitos homogêneos tais como androginia e humanismo.[7] A saída não é fundir, diluir, nem mesmo a dialética. É, ao contrário, recusar-se a ver pela ótica da oposição e, ao invés disso, aceitar que Mãe e Pai estão em contínuo movimento, sem hierarquia, um dentro do outro, mas, ao mesmo tempo, com distinção e diferenciação precisas.

Esse desejo de evitar dicotomias fixas nos remete à psicologia profunda, particularmente a um trabalho recente de James Hillman, que nos adverte sobre os perigos da oposição no estudo das profundezas psíquicas. Ele reconhece a influência dessa orientação em nossa consciência, e faz uma apologia de sua própria visão dicotômica[8] quando opõe o mundo material superior ao mundo inferior da psique.[9] Hillman diferencia a Grande Deusa Gaia (Gê) e alega que nossa consciência está há muito focada "em cima": no mundo literal, material (Gê-Deméter), e na ordem (Témis) dessa terra (Gê-Témis). Ele contrapõe esse mundo ao reino ctônico de Hades, mundo inferior (Ctôn), terra das figuras psíquicas, estofo da vida onírica, das visões ambíguas e desejos misteriosos.

Hillman, de algum modo, consegue se subtrair às próprias oposições com um texto requintado sobre a convertibilidade da emoção e da sombra psíquica em sua discussão sobre Dioniso/Hades. Mas a Mãe ainda ficou encalhada lá em cima, amarrada à cozinha ou ao papel da fertilidade, divorciada da viagem psicológica ao reino de Hades[10] e até mesmo constituindo barreira para ela.

O trabalho de Hillman, entretanto, realmente excitou minha imaginação quanto ao problema da Mãe. Ele é a expressão do próprio problema: a Mãe está tão fixada no material, que o competente psicólogo não consegue libertá-la. Num de seus trabalhos anteriores, Hillman percebe as dificuldades inerentes ao se postular modelos hierárquicos com polaridades distintas. Ele observa que, em geral, os modelos da psique vêm envolvidos em três camadas, dos aspectos da alma de Platão ao id-ego-superego de Freud, e sugere que abandonemos esses modelos, porque eles sempre requerem a inferioridade de uma posição "baixa".[11] Num certo sentido, ele antevê uma dificuldade posterior em sua discussão sobre Deméter-Gê-Ctôn, na qual a inferioridade, identificando-se com Hades, se move para a camada de cima, de volta à casa, à Mãe. Ainda assim, como propõe policentrismo, circulação e rotação, ele nos instiga a ver através de seu próprio modelo. O próprio Hillman nos recomenda que não o tomemos literalmente. Nosso desafio, então, é o seguinte: ver através de seu motivo Deméter-Gê-Ctôn, descobrir onde está e quem é a Mãe no mundo inferior e averiguar como o lugar da morte é na cozinha.

Mantendo plena visibilidade e respeito pelo lugar da Mãe, assim como pelo mundo inferior, eu gostaria de examinar essa transição, do ponto de vista material ao psíquico e vice-versa; investigar as convertibilidades entre o concretismo do mundo superior e a configuração do mundo inferior. Onde é o lugar da Mãe? Quem é ela psicologicamente e o que ela quer?

A própria exposição de Hillman sobre a primazia da Mãe em nosso materialismo, naturalismo, personalismo e emocionalismo, nos lembra que as figuras psíquicas constituem egos e determinam situações no mundo diurno à medida que tomam forma.[12] Talvez *elas* mesmas nos impuseram essas exigentes manifestações terrenas da Mãe; talvez nosso materialismo indique que não fizemos justiça à Mãe (como sugerem as feministas), porque não a vimos no lugar psíquico correto. Talvez ela não represente uma perspectiva monoteísta, absorvente, literalizadora. É possível que não tenhamos contido sua forma psíquica, não tenhamos dado a alguns de seus aspectos o devido respeito. A Témis de Gê, que Hillman discute em termos da moralidade do mundo superior, também pertence ao mundo inferior: há implicações "morais" quando se encontra o lugar correto da Mãe no mundo inferior. Até que seja descoberto, é provável que continuemos oprimidos pelos concretismos do mundo cotidiano, que parece em guerra com o reino psíquico.

Anoréxica e metodologia

Essa necessidade de desvendar o lugar psíquico da Mãe me leva a indagar: quem é que luta pela Mãe hoje em dia? Quem é que foi escolhida pela Mãe para encenar sua relação com Hades, com o mundo inferior, o reino do qual foi excluída? Me detenho e meu olhar é atraído pelo espetáculo da anoréxica. Eis uma mulher que, explicitamente, encena uma guerra contra os aspectos que, tradicionalmente, atam a mulher à terra material: alimento, corpo, reprodução.

Não somos as primeiras a considerar essa figura emaciada. Nos últimos cem anos, ela tem enganado, tem se ocultado e irritado médicos e psiquiatras. Médicos e clínicos têm-na avaliado a partir de padrões fisiológicos, pediátricos, psicanalíticos, fenomenológicos, desenvolvimentistas e behavioristas. Propuseram argumentos e contra-argumentos sobre se ela merece uma categoria particular de diagnóstico, se representa uma "entidade psiquiátrica" à parte, ou é uma síndrome comum a outros distúrbios.[13] Buscaram causas para sua inanição voluntária e numerosas curas foram propostas.

Há cem anos que especialistas, médicos e psicólogos tentam recuperar essa mulher-esqueleto. Thoma comenta que a história da anorexia nervosa tem espelhado as modas da medicina e da psicologia.[14] Vimos a anoréxica passar pela cura por isolamento e tratamento por calor, no final do século XIX; vimos surgirem os modelos fisiológicos, no começo do século XX; as interpretações psicanalíticas, nas décadas de 30 e 40; a seguir, o reforço comportamental e a terapia de eletrochoque, na década de 60; e leocotomias frontais, alimentação tubular e isolamento hospitalar na década de 70.[15] Todos os relatos, não importa sua orientação, seguem o esboço médico básico: identidade-etiologia-tratamento.

Nosso primeiro enunciado metodológico, por isso, é que os estudos são classificações do mundo superior. Ou seja, são realizados por médicos que se colocam na perspectiva do mundo diurno, observam a paciente anoréxica e diagnosticam. Essa inserção no mundo superior é demonstrada pelo fato de trabalharem com o que vêem externa e materialmente (por exemplo, tamanho, peso, comportamento), assim como pela tentativa de enquadrar essas observações em modelos empíricos, personalistas e desenvolvimentistas.

Segunda decisão metodológica: não ignorar ou fazer distinção desses estudos, embora nossa preocupação essencial seja o mundo psíquico inferior. A observação meticulosa dos últimos cem anos pode nos sugerir muitas perspectivas. Embora nosso enfoque principal seja de baixo para cima, precisamos lembrar que falamos de algo figurado; a simultaneidade do mundo inferior e do mundo diurno exige respeito pelas descobertas do mundo superior. A própria anoréxica, durante um século descrita consistentemente como perfeccionista, meticulosa, erudita, não gostaria que procedêssemos de outra forma.

Uma conseqüência dessa abordagem é que os textos médicos não serão utilizados como atestados de um fato histórico ou como autoridade consagrada — não precisamos considerar as interpretações clínicas e médicas como verdades positivistas sobre a anoréxica. Nem pretendemos que as descobertas da última década sejam mais importantes, mais verdadeiras ou corretas, do ponto de vista médico, do que as das décadas de 30 ou 40. Cada estudo contribui para uma certa perspectiva cultural do mundo superior, tudo será útil e nada está "ultrapassado".

Essas perspectivas do mundo superior não serão eliminadas; nem serão enquadradas ou relegadas a um capítulo ou sessão à parte. As descobertas científicas ou médicas são cômodos bodes-expiatórios para a psicologia arquetípica.[16] Essa espécie de manobra dialética não é necessária, desde que lembremos que "o oposto já está presente"[17] em qualquer perspectiva. Os médicos podem situar-se no mundo superior e falar uma linguagem diversa daquela da psique, mas, ainda assim, são observadores cuidadosos. Podemos usar aquilo que observaram porque, embora estejamos menos interessados na interpretação correta do que na presença-guia subjacente, os dois — o mundo diurno e a psique — não são estranhos ou opostos. A partir de uma perspectiva podemos enxergar a outra. E através das duas encontraremos a anoréxica.

Os pesquisadores se sentiram atraídos por essa personagem; eles têm-na vigiado cuidadosamente. A grande quantidade de pesquisas realizadas a partir de uma relativa escassez de casos ilustra quão vividamente a anoréxica incitou a imaginação.[18] Os pesquisadores se apegaram a ela, talvez até mesmo se tenham enamorado dela. As presenças que se movem em sua patologia têm contrapartes que se expressam nas observações e nas idéias de cientistas e psiquiatras. O mesmo arquétipo tanto aparece no sintoma quanto nas idéias sobre os sintomas; os deuses dessa enfermidade se refletem em seu *pathos* e em seu *logos*.[19]

Durante toda nossa exploração teremos em mente que nossa intenção básica é descobrir o lugar imaginal de um certo mitema de nossa cultura, referente à oposição Mãe/Pai. A hipótese, embora discutida em outro lugar[20], é a de que o campo psíquico tem suas próprias configurações e que elas nos guiam. Se as seguirmos de perto, se nos abrirmos para acompanhar suas transições do mundo inferior para o mundo superior, não nos extraviaremos. Fluiremos com o conteúdo, porque nos teremos entregue à paciente anoréxica, que nos guiará. Isso não significa tornar-se anoréxica ou identificar-se com suas aflições, mas acompanhar essa patologia até suas metáforas-raízes e, de volta, até os sofrimentos mundanos.

Mulher cadavérica

> Os vincos da pele ao redor da boca e dos lábios são tão profundos que elas parecem bruxas. Todas as curvas desapareceram, o estômago é um buraco, os membros parecem varas. Até mesmo quando a paciente fica em pé, com as pernas juntas, há uma enorme brecha entre suas coxas.[21]

Esta é uma descrição moderna da anoxérica. Ela sempre se evidenciou, em primeiro lugar, como uma mulher faminta.[22] Mulher próxima da morte, ela nos põe diante da mulher mortal. Sua habilidade em conduzir tão vividamente a morte, ainda em vida, fascinou certo médico, já em 1689, o qual comentou que sua paciente parecia "um esqueleto coberto de pele".[23]

Diante dessa mulher-esqueleto, os médicos ficam aturdidos. Gull e Lasegue — dois pioneiros na descrição da anorexia nervosa, há um século — ficaram surpresos e alarmados com a enfermidade, que fazia uma moça jovial e robusta se esfaimar até a morte.[24] Em 1909,

Dubois comentou: "Elas não sabem por que não comem; em geral, nem mesmo acham que estão doentes. Nelas, toda vaidade feminina desapareceu, e sem se impressionarem nem um pouco, elas admitem sua palidez e o fato de terem perdido peso até virarem pele e osso".[25]

Observando essa moça cadavérica, os médicos fazem relatórios sobre seus ossos protuberantes, a pele rachada, seca e escamosa, os cabelos e unhas quebradiços e sem vida e os dentes moles. Suas extremidades são azuladas e frias, a temperatura do corpo cai muito e a menstruação cessa completamente. Sua pele fica cada vez mais pálida, com tons acinzentados e sem elasticidade. Desde os anos 1880, o fraco batimento cardíaco e a redução geral da taxa do metabolismo basal têm parecido aos médicos estar em agudo contraste com sua hiperatividade, seus contínuos e compulsivos comportamentos repetitivos. Para eles também tem sido surpreendente sua indiferença à proximidade da morte; na verdade, sua complacência e regozijo em relação a ela.

Os médicos notam sua enorme hostilidade e atitude basicamente antagônica para com todos que a rodeiam, particularmente os que tentam recuperá-la ou curá-la. Todos os pesquisadores e terapeutas observam a transformação da anoréxica de uma jovem complacente, conscienciosa, ambiciosa, meticulosa e cheia de elevados princípios em uma outra personalidade, escudada pela enfermidade, que é antagônica, intolerante, autoritária e hiperativa num grau extremo para sua magreza.[26]

O que vemos, então, não é uma mulher moribunda, mas uma mulher muito viva e ativa, que nos traz a morte.[27] Em primeiro lugar, ela nos dá medo. Ela não é a mulher que esperávamos encontrar. Os seios cheios se foram, assim como as curvas suaves, o sorriso convidativo, a sensualidade e o calor. O estudo de caso que Binswanger fez de Ellen West (e que os psicólogos modernos reconhecem como anoréxica) descreve a mudança gradual na expressão da paciente, que se torna "velha e pálida".[28] Ele comenta que isso reflete "a morte existencial, sua transformação num cadáver" e seu perpétuo desejo de morrer.[29] Ele assinala que esse não era o desejo de um fim literal, mas um anseio de união com um reino etéreo que estaria além do mundo, um "estar-além-do-mundo" relativo à percepção da "pura essência do mundo", que para ela se separara do mundo das necessidades biológicas.[30] Esse reino etéreo, não resistente, torna-se cada vez mais desejável para ela, em contraste com o reino material cotidiano e a vida terrena, que metaforicamente ela descreve em termos de "prisão": a maldição da existência asfixiante de uma "minhoca cega".[31]

A anoréxica nos alarma, mas também nos intriga. Somos atraídos por essa "luta ativa contra necessidades biológicas normais"[32] na mesma medida em que queremos pôr fim a essa luta. Ela tanto nos atrai com seu aspecto mortal quanto nos repele; ela nos alarma tanto quanto nos mobiliza. Em resposta, queremos endireitá-la. Considerem a urgência com que os médicos tentam reconduzi-la à sua natureza "correta".

> A anorexia, basicamente, paralisa o desenvolvimento emocional e interrompe a maturação física e psicológica num estágio importante. Por si só, essa é uma razão premente para se insistir que a paciente recupere peso sistematicamente e para interná-la num hospital se não conseguir. É essencial que o terapeuta faça com que ela e seus pais entendam isso desde o início. Na maioria dos casos, o peso deverá ficar cerca de noventa por cento do ideal para a idade, sexo e altura da paciente. Deve-se chegar a um acordo com ela sobre esse objetivo, o mais cedo possível.[33]

Vejamos como essa mulher cadavérica, antagônica e autodestrutiva é vista na perspectiva do mundo inferior. Temos aqui um corpo tenso, murcho e esquelético, que poderia muito bem estar num caixão de defunto. Como os esqueletos descarnados por Cérbero, ela nos mostra a estrutura essencial que ordenou sua vida. Ela nos conduz à essência da vida feminina, de outro reino que não o da vida. Ela mostra àqueles que acreditam estar vivendo horizontalmente, nos limites do apenas viver, que aqui também há morte. Por intermédio dela, percebemos que há morte mesmo naquilo que consideramos aspectos tradicionais de vitalidade e nutrição — o corpo feminino, a natureza feminina. Ela evoca espectros, fantasmas e bruxas e nos traz o mundo da sombra, especificamente, da sombra da mulher.

Essa mulher da morte nos obriga a perguntar: quem ou o que morre? Aquela que morre é a filha complacente do Pai; a mulher que só diz sim, a jovem delicada e obediente. O que morre são as curvas do corpo feminino, as emoções de ternura e calor, assim como a fertilidade decorrente dos ciclos menstruais. Psicologicamente, ela vive abaixo do mundo da emoção e da sensualidade.

Observando de cima, médicos e clínicos têm considerado essa patologia numa relação antitética ao desenvolvimento emocional e sexual "normal". Já em 1873, Lasegue considerou a inanição voluntária em termos de uma repressão ou rejeição de alguma emoção.[34] Rahman *et al.* descrevem como o distúrbio serve para matar o "denso e o físico" na fêmea, permitindo que ela evite a vida emocional natural e a sexualidade madura.[35] Binswanger descreve como Ellen West encarava sua inflexível inanição como algo que se contrapunha a uma vida de amor humano e ao papel de "esposa": "Estou cheia dessa vidinha comum e insignificante''.[36] Ele registra: "Tem-se a impressão de que ela sofre menos por causa de um afeto depressivo genuíno do que por se sentir fisicamente vazia e morta, completamente oca; e sofre, precisamente, por não conseguir sentir nenhum afeto". A própria Ellen descreve sua condição: "Estou na Sibéria; meu coração está bloqueado pelo gelo, tudo ao meu redor é solidão e frio".[37]

Thoma, utilizando o trabalho de Anna Freud sobre "ascetismo e puberdade", fala sobre a hostilidade da anoréxica contra o instintivo, antagonismo este resolvido em "uma completa neutralidade e tentativa de ir além de qualquer sentimento humano".[38] Ele menciona um caso, Henrietta A., cuja etiologia estava relacionada ao rubor. Ela corava toda vez que um homem a olhava ou quando qualquer coisa relativa ao amor vinha à tona. Eventualmente, ela descobriu que se jejuasse subjugaria o temor de enrubescer e, com a crescente perda de peso, deixou de corar. Por isso, ele considera a síndrome como uma "defesa sexual" e uma "perturbação do impulso".[39]

Assim, a anorexia é antitética ao primeiro rubor de um novo amor; a anoréxica reside sob o nosso rubor, separada da emoção e da sexualidade madura. Os médicos do mundo superior interpretam essa postura em termos de ausência: negativismo e frigidez. Por exemplo, uma definição muito aceita da síndrome, da especialista Hilde Bruch, inclui os seguintes aspectos: (1) distúrbio da imagem corporal — ausência de preocupação com a magreza e afirmação de que a própria aparência é normal; (2) perda da habilidade de perceber e identificar sinais corporais — ausência de sensações sexuais, incapacidade de identificar suas emoções; (3) sensação de ineficiência — negativismo e desafio, com os quais repele o contato pessoal ou o tratamento; natureza hostil, solitária e rígida.[40]

Os médicos alegam que sua frigidez se manifesta em seu corpo literal, em seu padrão emocional, e na ausência de resposta sexual: corpo nenhum, corpo frio, emoção ausente, assexuada. Certamente, ela nos mostra que vem de um lugar alheio às complicações pessoais e à sexualidade apaixonada. Na perspectiva do mundo inferior, não tentaríamos trazê-la de volta à vida ou aquecê-la, mas perguntaríamos: Que tipo de corpo ela vive interiormente? A que tipo de vínculo está presa? Onde estão o sangue e o coração, em seus vínculos frios? Hillman sugere que devemos ir ao encontro do frio em seu próprio nível, numa perspectiva do mundo inferior, ao invés de tentar aquecê-lo de cima. No trecho que se segue, é como se ele estivesse se referindo àquilo que a anoréxica tão visivelmentre encena:

Eis uma figura da alma que não é nem caprichosa, nem sensualmente ondulante, nem incuba humores e emoções. Ao invés disso, o brilho do gelo reflete perfeição; só *insights* cristalizados e verdades aguçadas são satisfatórios. Desejo de perfeição absoluta. A jovem-de-gelo é uma terrível tarefeira, frígida e não responsiva; mas como sua região faz parte do mapa da geografia psíquica, o frio polar é também um lugar onde se pode estar. Por conseguinte, o ímpeto de aquecer o frio e derreter o gelo (novamente a oposição) reflete um esforço terapêutico que não foi capaz de ir ao encontro do gelo em seu próprio nível. O ímpeto curativo esconde o medo do Nono Círculo, de chegar até o fundo, àquelas profundezas que são, com demasiada pressa e segurança, chamadas de psicóticas.[41]

Essa passagem nos permite perceber que, talvez, encontremos na anoréxica uma figura da alma que vive na casa da morte, uma Perséfone que traz o reino dos mortos para a vida vígil. Em vez de seguir a mulher até a alma e ver sua frieza em termos de seu antigo vínculo com a alma,[42] desde 1874, com Gull e seus suadouros, tentam cutucar, espreitar e, com eletrochoques, até mesmo assar sua natureza frígida.[43] O fato de ela ter sido vista, por um século, em termos de negativas, ausência e perda, indica, mais do que qualquer outra coisa, que a cultura negligencia a morte[44] e o fracasso em reconhecer a relação da mulher com a morte.

A anoréxica, contudo, continua a anunciar, com seu corpo, a presença da morte em vida, o aspecto psíquico em nosso materialismo. Nossa rejeição demonstra a preferência que temos pelo mundo superior, pela vida terrena e pelo amor, e pela conexão da mulher com eles, assim como nossa tendência a não considerá-la mensageira de um reino frio de essência inumana. Nossos esforços para aquecê-la, estimulá-la e preenchê-la expressam, mais uma vez, nossa tentativa premente de recuperar o estado natural quando confrontados com a morte.

CAPÍTULO II

MULHER NO LIMITE

No século passado a histérica conduziu Freud à psique; a anoréxica pode, no século XX, fazer o mesmo conosco. Não a analisaremos ou traduziremos sua mensagem para uma linguagem do mundo superior. Em vez disso, perguntamos: Se formos ter com ela em seu próprio nível, o que encontraremos? Ao invés de constatarmos inanição, deparamo-nos com a idéia de que está bem alimentada, até mesmo gorda. Repetidamente a anoréxica afirma ao médico que não está tão magra. Quando observa sua figura esquelética, ela "se vê" gorda. Os médicos registraram a queixa de que está muito gorda, e interpretaram-na como negação e distorção da imagem corporal.[1] A partir do mundo superior, o fato é considerado uma manifestação do pensamento distorcido da paciente e falta de investimento emocional em sua magreza. Contudo, do ponto de vista do mundo inferior, onde sua imagem do corpo, seu corpo imaginal se torna o foco, ela está gorda.

Aquilo que publicamente é visto como magreza, de uma perspectiva imaginal é visto como obesidade. Sua obesidade está escondida. Seu volume é invisível. Mais uma vez, ela nos conduz ao reino que está sob nossa perspectiva naturalista, ao mundo inferior, reino de Hades. A riqueza de Hades não é substancial; não podemos tocá-la ou negociá-la.[2] Do mesmo modo, o corpo e a obesidade da anoréxica não são substanciais. Nós descobrimos sua obesidade, sua presença invisível, através daquilo que, para o mundo superior, parece perda, vazio, nada.

Essa lacuna nos dá uma percepção psíquica a respeito do que "falta". Olhamos a figura esquelética e, mais do que nunca, nos deparamos com aquilo que completa a falta óbvia: uma imagem de seios e quadris da fêmea madura. A anoréxica vive essa percepção psíquica (não literal) da fêmea. Isso nos permite perceber como o reflexo da fêmea, a percepção psíquica dela, está ausente em nossa cultura, que repousa, muito ingenuamente, na atraente manequim. Os médicos não abandonarão sua visão naturalista da fêmea, por isso precisam alegar que essa perspectiva do mundo inferior é uma farsa, distorção, engano.

Na verdade, essa mulher invisível desconcerta os médicos com sua duplicidade. Uma pesquisadora moderna descreve como ela engana a família e o hospital. O tempo todo a família acredita que a anoréxica está ingerindo grande quantidade de alimentos e fica surpresa quando o médico relata a inanição da filha.[3] Ela vive de tal modo imersa num corpo obeso que aqueles que a rodeiam começam a vê-la de acordo com sua perspectiva imagística.

Como já está gorda, a todo custo e com muita duplicidade, ela vai evitar que os médicos a alimentem. No hospital, ela dá sua comida aos outros pacientes, enche com ela travesseiros e lençóis, joga-a pela janela ou vomita-a em segredo. Ela costura pesos em suas roupas para ajudar a balança a atingir uma marca satisfatória e poder voltar para casa.[4] Meyer e Weinroth observam:

> Truques, engodos e artifícios são empregados em profusão por estas moças, molecas frágeis e com cara de anjo, que testando e provocando parecem não perceber que estão brincando de cavar a própria sepultura... O médico, além das melosas impertinências da paciente e suas freqüentes manipulações maliciosas, tem de lidar também com pais ansiosos, que encaram com crescente alarme a deterioração física e a perda de peso, o que pode ser fonte geradora de culpa e objeto de hostilidade.[5]

A anoréxica prega peças, trapaceia. Nós a vemos assim também no sentido de que nunca a consideramos inteiramente macho ou fêmea. Sua aparência assexuada capturou a imaginação médica, assim como ocorrera com seu apetite assexuado. Temos de olhar duas vezes quando ela surge: fêmea sem curvas ou macho de cabelos compridos? Os pesquisadores comentam esses atributos de terceiro sexo: ela dá um passo para fora de cada um dos dois gêneros. Bruch discute as fantasias iniciais da anoréxica de ser um pajem e seu contingente desejo de não ser nem macho nem fêmea.[6] Binswanger descreve as primeiras brincadeiras de moleque de Ellen West e sua posterior ambigüidade, assim como o caso da anoréxica de Janet, Nadia, que não queria pertencer a nenhum sexo.[7]

Theander incluiu em seu principal questionário sobre a anorexia um item inquirindo sobre o desejo da paciente de ter nascido menino e obteve resultados negativos,[8] Thoma afirma que a "auto-suficiência narcisista e a independência típica de uma amazona" de Henrietta A. indicam seu medo das implicações do papel de fêmea adulta (isto é, passividade e receptividade).[9] Ele acrescenta: "A identificação, no entanto, não é exageradamente masculina; seria melhor dizer que uma existência narcísica, assexuada, é considerada um meio de se proteger da sexualidade feminina, genital".[10] E mais: ela é "neutra, quer manter o caminho dourado do meio, portanto, nem menino nem menina".[11] A anoréxica é alguém que se afastou dos gêneros convencionais.

Embora os modelos fisiológicos tenham sido abandonados em 1940, quando se descobriu que a anorexia não estava relacionada com a anterior disfunção pituitária da doença de Simmond[12], descobertas fisiológicas recentes atestam a fantasia dos cientistas sobre a anoréxica não ser inteiramente fêmea. Russel discute recentes pesquisas laboratoriais que confirmam haver deficiência na produção de gonadotrofinas e estrógeno na anoréxica, mesmo antes do tratamento, sendo que a realimentação não leva a uma completa reposição dos hormônios. Ele sugere que a deficiência das gônadas pode contribuir para o interesse sexual anormal e deficiente.[13] A primazia da deficiência das gônadas e ovariana foi também registrada por Rahman *et al.*, que descobriram que distúrbios endocrinológicos precederam a perda de peso em oito de suas doze pacientes. Eles também relatam que a função ovariana permanece abaixo do normal após a recuperação.[14]

Assim, os cientistas no mundo superior questionam os atributos femininos da anoréxica, indagam se ela é plenamente fêmea. Eles a descrevem como uma fêmea deficiente, mas não totalmente masculina; ficam perplexos, sentem-se trapaceados. De novo, a recusa da anoréxica em se deixar incluir em categorias naturalistas nos incomoda. Ela se recusa a ser incluída em categorias que a equipariam exclusivamente à mulher associada ao lar, à receptividade e à nutrição. Ela desafia a identificação pelo gênero tradicional. Esta, então, é a maneira como ela chega até nós, com outras mensagens do mundo inferior, com duplicidade e ambigüidade.[15] Ela nunca é completamente uma coisa, sempre sugere o oposto; ela permanece entre uma coisa e outra, sem lar, para cá e para lá — macho e fêmea, hiperativa e morta, frígida e gorda, faminta e bem-alimentada, sem emoções mas hostil, disciplinada e autônoma, ainda que dependente e frágil.

Estranho mistério, mulher no limite... é difícil conviver com você; você nos abala, nos deixa sem chão. Vão-se os indicadores úteis e tradicionais do feminino. Seus médicos tentam conduzi-la ou trazê-la à existência convencional e natural. Sua duplicidade e sua natureza fronteiriça nos enervam, nos alteram. Apreendemos alguma coisa, e você some; sempre que a classificamos, você se modifica.

Sempre que os médicos pensam ter o modelo correto, a interpretação que poderá trazer a cura, a anoréxica mostra um outro lado que, de novo, faz voltar ao princípio, aos procedimentos de diagnóstico. Mais cedo ou mais tarde, perceberemos que aquilo que, para o mundo superior, parece um paradoxo ou uma duplicidade, não é somente onde o procedimento correto se emaranha (por exemplo, ela distorce a imagem corporal), mas também onde outra história está se desdobrando (por exemplo, ela encara sua magreza como obesidade). Por isso, a duplicidade dessa mulher enigmática e triste também lhe permite servir como psicopompo. Percebemos que temos de ir até a alma para aprofundar e confirmar seu enigma, ao invés de esclarecê-lo ou erradicá-lo do mundo superior.[16] Em sua "dupla participação"[17] ela nos faz perceber a realidade de muitos aspectos ao mesmo tempo e se recusa a ficar confinada em qualquer posição literal.

Habitante da fronteira, ela pode servir à dupla natureza das perspectivas do mundo superior e inferior e talvez nos inicie no mundo inferior. Teria ela, essa "mulher no limite", um ritual para esta iniciação? Os pesquisadores prestaram muita atenção em seus comportamentos bizarros e ritualísticos; talvez agora possamos vê-los em termos de seu significado psíquico.

Sacrifício ritual do alimento e do corpo

Assim como essa mulher paradoxal reflete a morte na vida terrena, ela também traz uma mensagem sobre nutrição psíquica. Há um ritual em sua não-participação no consumo convencional de alimento. Ela desenvolve misturas com as quais se nutre, dia após dia. Ela vive de petiscos cobertos de especiarias ou sais, preparados para certas refeições, que prefere fazer sozinha do que com a família. Tentativas de fazê-la comer outros pratos além dos que se prescreve são acolhidas com implacável hostilidade. Alface com mostarda, meia lata de soda limonada e um pirulito; uma colher de sorvete, beterraba e catchup são registradas como festanças típicas. Ela se torna furiosamente interessada na qualidade dos alimentos que escolhe para comer: sorvete de consistência específica, legume cozido durante determinados minutos, beterraba de uma doçura particular.

Uma faxineira, ela remexe as panelas, a geladeira, em busca dos restos. Os pesquisadores nos contam que é difícil, senão impossível, descobrir quando ela come ou não. A anoréxica come em segredo. Esconde sua comida, come sozinha, em geral em pé ou andando. As quantidades de alimento são cuidadosamente pesadas, as calorias e os carboidratos, anotados ou memorizados. Surpreendida no ato de comer, ela fica envergonhada.[18]

O alimento, para ela, é "vivo" e potencialmente venenoso ou perigoso.[19] Um ciclo comum da anorexia, agora chamado de bulimia, é o seguinte: empanturramento-inanição ou empanturramento-vômito-inanição. O que distingue a anorexia e a bulimia da obesidade e outros problemas alimentares é o ciclo comer-purgar.[20] Se a anoréxica se empanturra, ela entra em pânico ao pensar que partículas do alimento permanecem dentro dela. Uma vez que considera essa comida viva e nociva, ela se prepara para se purgar por meio do vômito ou da inanição extrema. O próprio vômito se transforma num ritual individualizado. Requer um lavabo especial e um método particular de indução, por exemplo, um objeto macio para acionar o mecanismo de náusea da garganta. Ela deve esperar um certo número de minutos após a última porção de alimento ter sido ingerida: é preciso, a todo custo, livrar-se dele. Seu pânico por não conseguir obter a quantidade suficiente de certo alimento para seu festim, ou um local privado para vomitar, exige que as outras atividades sejam postas de lado até que o ritual se complete.[21]

Há um século esse ciclo tem sido documentado pela literatura. Em 1873, Lasegue observou a especificidade da dieta da anoréxica: como ela, repetidamente, escolhia um "legume ou carne" específicos e utilizava muitos temperos. Ele chamou isso de "restrições caprichosas".[22] Vinte e dois anos mais tarde, Lloyd descreveu um caso de anorexia acompanhado de vômito severo: "A violenta agitação motora, com vômito constante e eructação, dá à paciente uma aparência extraordinária e cadavérica".[23] Ele notou que o vômito introduzia um "elemento de perigo" inexistente nos casos anteriores de Lasegue e Gull.[24] É como se nossa figura tentasse voltar ao mundo material, só para ser rapidamente compelida de volta ao corpo faminto, ao reino dos mortos.

Meyer e Weinroth falam da natureza obsessiva desse ciclo. Eles relatam como as pacientes distinguem a fase anoréxica "boa" da fase bulímica "animalesca". Eles descrevem como a anoréxica constantemente oscila entre "agressão canibalesca e auto-sacrifício, devorando gula e santidade"[25] (outra ambigüidade). Comer se torna algo associado a pecar, e passar fome, à santidade. Passar fome conduz a um mundo "angélico", "etéreo".[26]

Bruch entende essa exaltação etérea em termos do prazer que a anoréxica sente com a interioridade vívida decorrente da inanição: como a hiperacuidade e a hipersensibilidade à experiência psíquica convencem-na de que está em algum "caminho certo", "especial", para a "purificação".[27] Um mundo de imagens se abre. Elsa, uma das pacientes de Bruch, que tinha "dons artísticos e havia sido editora e escritora", tinha obsessivos "pensamentos sobre alimentos" que surgiam sob "todas as formas, tipos e tamanhos". Ela conta: "Algumas vezes, ouço vozes ou sinto coisas em minha cabeça, em outras ocasiões, aparecem imagens mentais assustadoras".[28] Binswanger observa que a existência etérea de Ellen West era acompanhada por repentes criadores de imagens que ela, ocasionalmente, conseguia conter na poesia. Assim, o reino etéreo associado à inanição trazia-lhe presenças imaginais que, de outro modo, estariam além do humano. Sua "fome" era acompanhada por um "anseio" intensificado, que ela descreve, vezes sem conta, como o mundo essencial além da vida. Esse reino atraía Ellen com imagens do "Rei-do-Mar frio, severo" com "ardente concupiscência sensual", o "Pai (Deus) que reina por trás das nuvens", assim como o "grande amigo" ou a "mulher gloriosa, com ásteres nos cabelos negros, olhos grandes, sonhadoramente profundos e cinzentos".[29]

A inanição, assim, leva a anoréxica aos mistérios de um reino diverso do mundano, permite que ela viaje por algum tempo para longe do mundo do consumo material ao qual ela habitualmente volta, em abandono e gula. Como podemos compreender, a partir de uma perspectiva do mundo inferior, esse ritual da anoréxica? Observamos que sua inanição se associa à entrada nos reinos imaginais alheios ao mundo natural e que, para ela, o alimento é uma presença viva, destrutiva, que pode fazer-lhe mal. Talvez possamos apreender os hábitos bizarros da anoréxica por meio da mimese, encontrando um lugar onde o alimento é animado. O que parece auto-inanição, para o mundo superior, talvez tenha uma contraparte no ritual do jejum. Importantes nas antigas tradições religiosas, jejum e purificação chegam até nós como ritos de iniciação que assinalam transformações entre as fases críticas da vida, assim como entre a vida e a morte.

As culturas primitivas acreditavam que certos alimentos transmitem influências maléficas ao corpo e que o jejum liberta-o dessas impurezas. O jejum, assim, tem servido como ato de purificação e preparação ritual para receber o reino do além. Do mesmo modo, lembramos, Deméter foi persuadida por Baubo a se alimentar após nove dias de jejum, quando sua filha, Perséfone, foi raptada pelo senhor dos mortos. Ritos específicos de purificação e ingestão de alimentos e bebidas sacramentais, como bolos sagrados de gergelim e *kykeon**, se tornaram parte dos mistérios de Elêusis, ligando a comunidade humana às presenças do além.[30]

Os iniciados (*mystai*) de Elêusis matavam um animal e jejuavam para se tornarem merecedores de receber em si a dor de Deméter e se preparar para os mistérios do mundo inferior.[31] A procissão dos *mystai*, que haviam jejuado por nove dias e bebido *kykeon*, conduzia ao hierofante do templo ("aquele que faz as coisas sagradas aparecerem").[32] Num elaborado ritual, o hierofante evocava Perséfone. Quando a figura sagrada se erguia acima do solo, o hierofante, silencioso, exibia as espigas de cereal, permitindo aos iniciados compartilhar a presença sagrada e seu entusiasmo.[33]

Enquanto o mundo superior vê na anoréxica a falta de consumo de alimento "real", a perspectiva do mundo inferior reconhece que ela se alimenta de condimentos, lixo, sobras, guloseimas. Ela vive, tira substância daquilo que culturalmente é considerado periférico ou resto. Ao tornar sagrados, através do ritual, sobras e restos de mantimentos domésticos, talvez a anoréxica esteja evocando presenças invisíveis, particularmente a padroeira do lixo, Hécate, companheira constante de Perséfone.[34]

Talvez possamos entender os rituais alimentares da anoréxica como um sacrifício a Hécate: o alimento que jogamos fora, como não-substancial, conduz sua substância invisível. Este é o alimento que ela coloca nas encruzilhadas, onde vive Hécate, e talvez seu ritual seja sua maneira de evocar a compreensão de Hécate para os sentidos múltiplos que estão sob cada bocado concreto. Cada partícula de alimento tem um significado, além da digestão literal. Ela come em segredo: o que a alimenta é a qualidade secreta do alimento, sua presença "viva", desconhecida para o mundo superior e que a conduz aos reinos do segredo, aos mistérios da noite.

Aquilo que para o mundo superior parece uma dieta de não-alimentação, alimentação secreta ou de alimentos irrelevantes, parece, a partir do mundo inferior, alimento para a psique: a animação psíquica invisível do alimento move a anoréxica, alimenta-a e impulsiona-a. Os alimentos trazem em si presenças psíquicas vivas, nocivas, destrutivas, portadoras da morte. Ellen West afirma:

> [O alimento] enchia meu cérebro de tal modo que eu não tinha espaço para outros pensamentos; não consigo me concentrar nem no trabalho nem

---

* *Kykeon*: mistura de cevada, água e menta em fermentação especial.

na leitura. Habitualmente, o resultado é que corro para a rua. *Fujo do pão que está no armário* [grifo de E. W.] e perambulo sem rumo. Ou tomo um laxante.[35]

Realmente, a anoréxica conta aos médicos que imagens de alimento a cercam, a atraem, agitam-na e a atormentam. A comida mobiliza-a psiquicamente; provoca nela vergonha e repulsa; o alimento é matéria para a psique.[36] Ela foge de sua natureza destrutiva, tanto quanto suas imagens lhe acenam. Essa obsessão pelo alimento assume várias formas: ela se sente compelida a procurar alimento, comprar alimento, cozinhá-lo, servi-lo continuamente a outras pessoas.[37]

Dally e Gomez afirmam que um pedaço de torrada equivale, para ela, a todo um filão de pão, por isso uma única mordida deixa-a petrificada.[38] Os alimentos, para ela, trazem em si algum demônio, que não conseguimos ver. Bruch descreve como a anoréxica se queixa de estar "cheia" após algumas mordidas ou algumas gotas de líquido. Bruch considera isso um "fenômeno fantasmático" e prossegue descrevendo como uma de suas pacientes alega que o alimento lhe dá "idéias estranhas", tais como o alimento sólido permanecer intacto ainda que dentro dela "e se tornar parte de mim mesma e, assim, adquirir poder sobre mim". A paciente continua: "Não é que tenha tanto medo do alimento quanto do sentimento irracional de que, de algum modo, ele quase tem sobre mim o poder que teria uma pessoa — é quase como se ele (alimento) pudesse me forçar a comê-lo".[39]

Assim, esfaimar-se comendo somente resíduos leva a anoréxica a reinos imaginais alheios ao natural. Seu consumo de alimentos talvez seja uma tentativa de transformar a alimentação num ritual para a psique. Ela come, é alimentada e mobilizada por coisas que não podemos ver. Perguntamos: O que a alimenta? Percebemos que é alimentada por imagens poderosas. Ela come imagens. As imagens despertam-na e alimentam-na, movem-na em direção à psique e para longe da vida diurna. Talvez ela esteja tentando liberar o significado psíquico do alimento concreto; o alimento se torna uma presença, uma metáfora para aquilo que a nutre, que a mobiliza.

Percebemos também que ela tenta liberar o aspecto psíquico do corpo concreto. Os pesquisadores, continuamente, se referem ao seu exibicionismo e ao fato de gostar de se olhar no espelho. Ela adora mostrar aos outros sua estrutura esquelética e ficar olhando seu reflexo no espelho (algumas vezes até durante uma hora).[40] A maioria dos médicos interpreta isso como narcisismo ou egocentrismo infantil. De baixo, vemos isso psicologicamente: ela é alimentada pela imagem do corpo refletido. Seu segredo: o corpo também (não só a mente, a consciência, o intelecto) reflete; o corpo reflete a psique. Seu corpo é alimentado por imagens, o verdadeiro alimento da psique[41], isso se reflete no corpo.

Os psicólogos modernos entendem o amor da anoréxica pelo reflexo da imagem corporal como negação ou condenação dos instintos corporais naturais. Seu trabalho visa educá-la, dirigindo seu enfoque para seus próprios sinais e emoções corporais.[42] Esse ponto de vista confirma nossa observação de que, para a anoréxica, o corpo não é o corpo literal, vital, vegetativo de nossos instintos biológicos. Seu corpo também reflete a psique; as imagens saciam sua fome, tanto ou mais do que o alimento literal. Está na hora, afirma ela, do corpo recorrer à psique para alimentar-se.

A síndrome da anoréxica, corporalmente encenada, abala uma de nossas oposições mais arraigadas: corpo como instinto e emoção *versus* intelecto e reflexão efêmeros. Ela nos mostra um corpo impulsionado por presenças inumanas, invisíveis, que irradiam do alimento, que se torna vivo e poderoso. Seu corpo sutil, não sendo mais unicamente vegetativo, reflete presenças imaginais. Veremos como sua encenação demonstra uma tentativa desesperada de reconduzir o corpo da fêmea ao seu significado psíquico, serve para iniciar a fêmea e fazê-la sair de sua prisão na perspectiva naturalista, que a ata à matéria inanimada e à vegetação.

Ego deficiente: criança polimorfa da alma

A partir do mundo inferior, vemos os comportamentos bizarros da anoréxica em termos de ritual primordial, que lhe permite penetrar numa realidade alheia ao humano e ao material. Dali, ela nos devolve *nossa* necessidade psíquica de imagens que nutram. Essa figura faminta faz com que nos voltemos para nossa fome psicológica.

Uma descrição do jejum primitivo permite compreender a iniciação da anoréxica à presença psíquica. Macculloch nos lembra: "Para induzir certo tipo de sonho ou receber comunicações do sobrenatural ou dos poderes superiores, o jejum foi comumente empregado tanto pelos selvagens quanto pelos povos avançados, assim como pelas formas mais elevadas de religião". Os vários exemplos fornecidos pelo autor incluem os índios da planície, que utilizam o jejum como preparação para o encontro com um espírito guardião (*daimon*) vitalício e também na formação do xamã. Além disso, o jejum é comumente utilizado como meio de obter mensagens das figuras oníricas.[43]

A rica descrição de Bruch, em *The Golden Cage*, pode ser-nos útil. Nela aparece Elza, que sente um medo contínuo de ser "não-humana" e um terror de "deixar de existir". Essa paciente se sente "cheia de minha mãe — sinto que ela está em mim — mesmo que não esteja". Outra anoréxica, Esther, discute como é incapaz de ter uma personalidade e, sem esforço algum, desliza por vários tipos de fêmea. Zelda é outra acostumada a passar "muitas horas no porão de casa, onde representa vívidas fantasias e histórias, nas quais tem muitos amigos. Ela era excessivamente sigilosa a esse respeito, porque tinha certeza de que esse comportamento não seria tolerado". Um evento extremamente traumático para ela foi o corte dos arbustos do jardim onde encenava suas histórias. A faculdade pareceu-lhe desejável, porque aí podia ter um quarto particular para as encenações, sem intrusões. Logo se seguiu a anorexia e um aumento febril em suas atividades.[44]

Bruch discute como a anoréxica fica confusa quanto a saber se uma sensação ou impulso tem origem dentro dela ou vem de fora; ela não percebe o limite entre ela mesma e os outros. Bruch, além disso, descreve a anoréxica como uma lousa em branco ou uma pedrinha de gelo clara; ou seja, com cada nova pessoa ela desenvolve um interesse distinto, uma personalidade diferente. "Elas se concebem como espaços em branco que devem ser preenchidos com o que a amiga gosta ou quer fazer. A idéia de terem sua própria individualidade como contribuição à amizade nunca lhes ocorre."[45]

Essas características se relacionam com aquilo que os pesquisadores, há décadas, têm notado como "deficiência do ego" da anoréxica. Gull, em 1888, considerou as "perversões do ego" como causa do desenvolvimento da moléstia.[46] Crisp considera toda a síndrome em termos de conflitos que surgem da assimilação, pela paciente, de uma personalidade adulta delimitada.[47] Bruch, citando o trabalho de Meng, menciona também uma "deformação subjacente do ego"; em todos os seus ensaios, sua abordagem terapêutica é desenvolver a autonomia e um senso de si mesma. Bruch considera a cura da anorexia em termos de sucesso em ensinar a paciente a se identificar com suas próprias funções e controlá-las. Ela acrescenta que esses esforços terapêuticos têm êxito em condições caracterizadas por um "ego fraco", "fronteiras de ego difusas", ou "caráter narcisista". Selvini, no essencial, concorda.[48]

Isso sugere a habilidade da anoréxica para se tornar imaginativamente outra. Sua realidade é dividida, como a da criança: ela pode perder-se completamente no mundo imaginal do outro. Esse tipo de interação imaginativa leva a anoréxica a realimentar e nutrir a presença psíquica ("personalidade") de outro. Ela, continuamente, reflete as figuras psíquicas guias dos outros. Não que lhe falte uma "personalidade" única, mas sua natureza imaginal pode assumir muitas formas e seguir as múltiplas formas da alma.[49]

Na fantasia médica sobre o desenvolvimento, a maturação adulta e a diferenciação do ego, essa versatilidade imaginal implica que a anoréxica está presa e fixada num estágio de desenvolvimento anterior. Bruch discute como (em termos do modelo piagetiano) ela permanece apegada a um "estilo de pensar concreto e infantil". A falta de auto-afirmação da anoréxica, sua anormal falta de consideração e senso de autonomia deficiente, convenceram Bruch de que a paciente ficou presa a um estágio pré-conceitual, o período do egoísmo caracterizado por conceitos de eficácia mágica.[50] Bruch atribui esse desenvolvimento deficiente à escassez de respostas realimentadoras apropriadas; por exemplo, as necessidades da criança foram respondidas pela mãe de modo contraditório ou com extrema solicitude, conduzindo a paciente a um reconhecimento ineficaz de seus estados internos, a respostas insuficientemente diferenciadas e a deficiências conceituais ou perceptuais.[51]

A partir do mundo inferior, percebemos a "falácia humanística"[52] nesse tipo de interpretação, que reduz a polivalência da psique ao desenvolvimento da personalidade humana. Nesse contexto, a natureza múltipla da anoréxica é concebida como deficiente, inferior, infantil. Vista de cima, ela regrediu ao estágio pré-conceitual, com fronteiras de ego deficientes e pensamento mágico; a anoréxica, vista de baixo, é percebida como a criança cuja multiplicidade serve às figuras polimorfas do mundo inferior. Vemos aqui uma "filha de Hécate"[53] e, evocando essa criança, voltamos ao tema da anoréxica como a mulher da fronteira, guia do mundo inferior que pode mover-se através de uma multiplicidade de perspectivas e modos de se apresentar.

Essa qualidade infantil torna ainda mais óbvia sua natureza fronteiriça, sua maneira de nos anunciar que o oposto está sempre presente. Essa natureza se mostra nas contradições presentes na literatura do mundo superior, pois este não consegue vê-la também como filha do mundo inferior. Assinalamos que ela é considerada, na literatura, alguém que não tem uma personalidade, embora seja também classificada como narcisista. Em todos os lugares, sua grande inteligência, criatividade global e realizações são assinaladas, mas ainda assim ela é apresentada como alguém que ficou preso nos níveis pré-conceituais do processo intelectivo. Embora seja considerada infantil, ela é descrita como nunca sendo literalmente tão infantil quanto uma criança.[54]

Sacrifício ritual de sangue

Dilemas e paradoxos desse tipo relacionados à anoréxica tornam-se inteligíveis quando considerados no contexto de seu papel como psicopompo, portador de alma. Ela recupera vida psíquica naquilo que é considerado inanimado e traz a morte de volta ao que parece mais animado e vital. Àquilo que parece ser o mais unilateral para o mundo superior, ela empresta um ponto de vista do mundo inferior, e daí resulta um paradoxo. Seus rituais sugerem que podemos liberar a energia psíquica daquilo que é considerado mais material e terreno: alimento, corpo, instinto.

Do mesmo modo, ela devolve a menstruação e a gravidez ao mundo sagrado, além e no interior do natural. Seu sacrifício aos deuses não é só de alimento e corpo, mas também de sangue. Ela pára de menstruar na medida em que sua fecundidade se torna imaginal, ao invés de real. Percebemos que a figura esquelética deve também devolver essas funções corporais femininas ao reino invisível, fora da vida, recuperando assim, para nós, seu significado psíquico.

A amenorréia é considerada pelos pesquisadores positivamente relacionada à imaturidade psicossexual da fêmea, a conflitos orais e pensamento esquizóide ou à incapacidade de "diferenciar o real e o simbólico".[55] Os médicos sugerem que com a cessação da menstruação a mulher está rejeitando, negando ou temendo a sexualidade feminina madura.

Numa discussão meticulosa dos correlatos psicológicos da amenorréia, e tendo em vista a anorexia, Kelley *et al.* recapitulam o significado simbólico da função menstrual. Eles lembram que as conotações simbólicas da menstruação nos acompanham desde a antiguidade. A menstruação sempre foi associada à província de Gê-Deméter: fertilidade, sexualidade, agressividade, emocionalidade.[56]

De uma perspectiva do mundo inferior, em vez de assumir que a anoréxica tem medo das funções demetrianas, nos perguntamos se ela não conhece essa força invisível. Talvez sua força vital seja interior, mantenha-se e circule internamente. Nela, as funções de Deméter foram para o mundo inferior invisível: tornam-se uma fertilidade imaginativa. Lembremos que a dor e o desconforto da menstruação nos atiram para longe de nossos contatos cotidianos; ao se romper nossa pélvis, o chão se abre sob nossos pés e nos vemos escondidas, isoladas: deitadas na banheira que exala vapor, contorcendo-nos sob uma bolsa de água quente, encolhidas num divã cheio de almofadas. A menstruação nos leva de volta às profundezas, abrindo nossos olhos internos para os discernimentos do mundo inferior, na medida em que interrompe nossos contatos com o mundo diário. A menstruação é interrupção da vida, laceramento do útero gerador. Enquanto tal, é uma volta à origem, a um tempo que precede a construção da vida; leva a mulher ao lugar da essência inumana, para a alma, para a morte.

A anoréxica não precisa da menstruação literal, pois já vive no reino do inumano, ao qual esta nos conduz temporariamente. Sua fertilidade é imaginativa; ela é fértil de presenças invisíveis, prenhe de imagens da psique. Como mensageira do mundo da morte, ela não foi escolhida por sua fertilidade material, mas, ao contrário, compelida a buscar bagos invisíveis sob todas as coisas vivas.

No sintoma da amenorréia, voltamos a ouvir as descrições do mundo superior sobre a dificuldade da anoréxica com a imagem corporal, definição insatisfatória das fronteiras do ego, integração deficiente do ego e concomitante conexão defeituosa com seus "impulsos agressivos e sexuais".[57] Sem dúvida, ela saiu das fronteiras de um ego pessoal, perdeu seu ego diferenciado para a psique policêntrica. Outra ocorrência é a materialização visível das funções demetrianas.[58] Como os médicos, Deméter mantê-la-ia ingenuamente comendo alimentos concretos e acreditando que seu corpo é apenas literal. Mas, agora, com a vitalidade da anoréxica, sua força vital, no mundo inferior, podemos compreender Deméter sob um novo ângulo? Ainda precisamos perguntar: temos aqui Deméter no mundo inferior, Mãe no reino da morte?

Recapitulando: ficando perto dessa moça frígida, a anoréxica, descobrimos que sua nutrição, fertilidade e erotismo começam com o alimento imaginal. Ela sonha com comida, fala sobre comida, contempla, estoca, manipula e, como no sacrifício, serve-a como coisa sagrada, mostrando-nos a força invisível nela contida e sua conexão com os reinos psíquicos invisíveis.

Aquilo que para nós é um pequeno biscoito, para ela é a riqueza de toda uma refeição, e a capacita a permanecer sem peso; por isso ela desliza, voa, como mensageira da alma. Ela nos devolve tanto a material gula carnal quanto a fome psicológica. Ela nos mostra como trancamos a emoção e a vitalidade na carne e, conseqüentemente, sufocamos. Ela nos mostra nosso preconceito terreno contra a morte e nossa negação da relação da fêmea com o reino psíquico. Ela nos mostra que ainda não aprendemos que nossa vitalidade, força vital e fortuna repousam além do mundo humano e natural[59] e emanam das essências do mundo inferior. Os mistérios da alma: é para eles que ela nos convoca, é com eles que nos seduz.

CAPÍTULO III

O TIRANO DA GORDURA

Da perspectiva dos pesquisadores do mundo superior, um dos aspectos mais intrigantes desse distúrbio é a ausência de um instinto de fome ou desejo. O próprio nome da enfermidade incorpora exatamente isso (anorexia: ausência de desejo). Visto que tanto os médicos como os clínicos têm encarado o "impulso de fome" numa relação direta com a ingestão de comida substancial, eles concluíram que o consumo negativo significa ausência de desejo de alimento.

No entanto, pesquisa recente conclui que "anorexia" é uma designação errônea.[1] A anoréxica deseja comida continuamente, procura por ela, cozinha-a, oferece aos outros e, em geral, vive das imagens dela. Assim, alguns estudos agora discutem a relação compensatória entre o instinto de fome e a imaginação, isto é, que a fome pode ser satisfeita através de *imagens* de alimentos.[2]

Reimaginada de uma perspectiva psicológica, a anoréxica mostra, não que a imaginação seja um pálido substituto para o instinto, mas que o lugar da fome é preenchido, satisfeito, pela imagem. A anorexia, vista do mundo inferior, significa "não desejo" no sentido de que o desejo está no lugar do invisível, o reino da morte ou psique: a anoréxica deseja o alimento da psique. Por isso, precisamos de uma terapia verdadeiramente psíquica e imaginal para ela.

Thoma comenta a tentativa, muito difundida na prática médica, de regenerar o impulso de fome da anoréxica. Sugere que essas tentativas, para determinar aquilo que o distúrbio *não* é, em nada "contribuem para a solução do mistério do desaparecimento do impulso nutricional, ao qual todos os outros fatores estão subordinados, como Henri corretamente afirma. Eis por que é precisamente este o problema que continua sem solução".[3]

Ausência de impulso nutricional: o que impulsiona a anoréxica não é a nutrição tal como ela é convencionalmente concebida. Vimos antes que o alimento, metaforicamente, abre a anoréxica para a presença psíquica. Agora podemos perguntar: Quem a impulsiona? Em 1868, Gull mencionou o "estado mental mórbido" dessas mulheres. A jovem, antes dócil, é transformada num esqueleto desagradável e irritante. Gull atribuiu essa mudança a uma força psicogenética "mórbida", com uma energia neural direta efetuanto mudanças patológicas.[4] Um século depois, precisamos perguntar: quem, na psique, força essa morbidez nessas criaturas antes dóceis?

Sobre essa questão, a anoréxica tem sido clara: trata-se do tirano interno, o ditador que a domina. Meyer e Weinroth nos informam: "A percepção de uma força interior cruel e desapiedada compelindo à recusa de alimento e determinando todos os pensamentos e atos é uma evidência freqüente. Algumas pacientes falam de 'alguma coisa dentro de mim, que faz com que eu me comporte assim' ".[5]

Bruch descreve o ditador interno que dirige essas fêmeas, por regime e inanição, à beira da morte:

> Outras mencionam que se sentem divididas, como se fossem uma pessoa dividida ou duas pessoas. A maioria reluta em falar sobre essa divisão. Mais cedo ou mais tarde, escapa um comentário sobre o outro eu, quer seja "um ditador que me domina" ou "um fantasma que me cerca" ou "o homenzinho que faz objeções quando como". Em geral, essa parte do eu, secreta mas poderosa, é vivenciada como uma personificação de tudo o que elas tentaram esconder ou negar por não ser aprovado por elas mesmas e pelos outros. Quando definem esse aspecto de separação, a pessoa diferente de quem falam parece ser sempre um macho.[6]

Bruch afirma que essa figura, quer apareça como um homenzinho, uma sombra que as segue ou (na Suécia) como uma canção, relaciona-se com sua "compulsão interna", sua sensação de serem "vítimas desafortunadas".[7]

Esse tirano interno também pertence ao que parece ser a "força de vontade" da anoréxica. Bruch nos conta que, no início, vomitar e passar fome voluntariamente permite que a anoréxica pense que está controlando suas funções naturais, mas, eventualmente, "isto dá lugar ao sentimento de ter sido irremediavelmente capturada por um poder demoníaco que controla sua vida".[8]

Ellen West tem muito a contar sobre a presença imaginal que a compele a passar fome. O "pavor" de engordar persegue-a por toda parte e é imaginado como um espírito maléfico, que força-a a colidir com sua "verdadeira natureza" feminina:

> "*Toda a visão de mundo fica perturbada* (grifo da autora). Como se eu estivesse enfeitiçada. Um espírito maléfico me acompanha e amargura qualquer alegria possível. Ele distorce tudo que é belo, tudo que é natural, simples, torna tudo uma caricatura. Ele faz da vida uma caricatura." "(...) Alguma coisa em mim se rebela contra a possibilidade de me tornar gorda, ficar saudável, ter faces rechonchudas e coradas, transformar-me numa mulher simples e robusta, o que corresponderia à minha verdadeira natureza (...) Isso me desespera porque, mesmo com minhas grandes palavras, não consigo prosseguir. Estou lutando contra poderes sinistros que são mais fortes do que eu. Não consigo avaliá-los ou apreendê-los..."[9]

Essa força interior, que a leva a ter pavor da gordura e da comida, domina sua existência, por isso seus pensamentos se concentram exclusivamente em seu corpo, na alimentação e nos laxantes. Ela descreve o "impulso mórbido que a governa" como um inimigo, um homem "com uma espada desembainhada" ou "um homem armado" que a cerca e a detém toda vez que tenta escapar de seu domínio. Ela acrescenta que não adianta o analista dizer-lhe que isso está relacionado com as "fábulas teatrais" e que "não é real", porque, para ela, tudo é "*muito real*" (grifo da autora).[10]

Numa visão do mundo superior, essas personificações são tidas como algo inferior, como pensamento arcaico. Isso reforça as teorias da regressão da anoréxica a um estágio infantil de desenvolvimento. Da perspectiva do mundo inferior, podemos perguntar: quem é esse tirano cujas ordens essa moça escuta com seu ouvido interno? Não seria ele uma sombra interior, aquele ser sombrio e invisível que, rejeitado e negado na vida, puxa-a para baixo, para o reino da morte? Talvez agora possamos ver essa sombra, que está por trás e impulsiona a mulher esqueleto. É Hades, através do qual ela percebe que a riqueza está embaixo, que a nutrição por alimentos é imagem; Hades, que nas palavras de Ellen West torna "toda vida uma caricatura". Hades põe tudo de ponta-cabeça: agora o invisível é que importa. As presenças invisíveis ressoam; agora ela está prenhe de imagens e permanece com a criança.

A experiência da anoréxica nos traz um outro lado da imagem de Hades. O fato de ele a compelir à inanição leva-a, imagisticamente, à comida e à obesidade. Ela vê alimentos por toda parte e se vê gorda. Quando ela é mais pressionada, fica mais faminta e se vê madura, muito voluptuosa, e isso a repugna. Ela descobre que "junto com o pavor de engordar ocorre um impulso crescente para comer doces".[11] Assim, o tirano a apresenta à imagem da gorda: a um mundo metafórico de alimento e sensualidade, a um reino imaginal que tanto a seduz para uma satisfação orgiástica quanto lhe causa repugnância. O ditador é aquele que sempre mantém diante dela imagens das camadas feias, oleosas e gordas; o oposto está constantemente presente. O ditador que a compele à inanição é também o gordo, o dionisíaco. Ela é apanhada pelo Dioniso que há em Hades[12], é oprimida por sua presença. Sua "ausência de impulso nutricional", que tanta perplexidade causa aos médicos do mundo superior, agora aparece como compulsão pelo senhor da nutrição do mundo inferior.

O ponto de vista psicológico de seu "impulso", em termos da figura de Hades/Dioniso, permite abrirmos espaço para o quê e quem a compele, ao invés de termos de lidar com as explicações do mundo superior sobre seu impulso: ou seja, para Thoma, distúrbio do impulso; para Dally, impulso regressivo; para Crisp, redução do impulso sexual. Aquilo que, de uma perspectiva do mundo superior, parece ser um problema do impulso e do instinto torna-se agora um estudo do desejo de presenças invisíveis.

De uma visão do mundo superior percebemos que a anoréxica tem a vantagem de estar próxima de uma poderosa figura da alma. Tem acesso a muita força. Ainda assim, simultaneamente, percebemos que também há demasiada proximidade. Capturada pela figura de Hades, sem distanciamento ou perspectiva em relação a ele, a anoréxica se perde. Ela é oprimida por essa figura, torna-se vítima dela; sufoca ao se fundir ou se identificar demais com ele. Ela não se torna psicologicamente cônscia dessa figura, de sua forma, sua voz, seu desejo; por isso vive cegamente essas qualidades. Falta-lhe uma visão metafórica dele, por isso ele volta de forma literalizada, visto no mundo superior como natureza tirânica *dela*, como o antagonismo *dela*.[13] Desse modo, ele continua como um sintoma: os médicos e os clínicos constatam sua compulsividade anormal, enquanto ele, literalmente, leva-a a se esfaimar até a morte literal.

A superidentificação com essa presença psíquica tirânica é demonstrada por Hazel: "Você faz de seu corpo seu próprio reino, onde é o tirano, o ditador absoluto".[14] Outra paciente, Gertrude, declara: "Pensei que era simplesmente maravilhoso — eu estava me moldando para me tornar aquela maravilhosa imagem ascética e pura (...) Sentia que devia fazer alguma coisa de que não gostava, com um propósito mais elevado. Isso ocupou toda minha vida. Tudo ficou emaranhado. Eu criei uma nova imagem para mim, e me disciplinei para viver um novo modo de vida".[15] E Ellen West conta sobre seu tormento interno: "Eu ansiava por ser dominada — e, na verdade, me violento a todo momento".[16]

Selvini, Rahman *et al.*, assim como outros autores, discutem essa opressão da anoréxica. Aquilo que começa como "força de vontade", finalmente torna-se um poder implacável que a controla. Essa vitimização da anoréxica aparece em sua ambição exagerada, exagerado senso de dever, rigidez mental e fixação em certos hábitos que assumem um caráter circular e obsessivo. E resulta no pressuposto de que a anoréxica tem uma postura hostil e solitária: sua recusa em cooperar com o terapeuta ou qualquer outra pessoa, seus julgamentos hipercríticos sobre a família, assim como seus desempenhos repetitivos de ginásticas secretas e sua hiperatividade isolada.[17]

O impulso do tirano: hiperatividade, bulimia e furto

Assim, o ditador que esfomeia a anoréxica também se torna sua compulsão à repetição. Um aspecto dessa "natureza compulsiva" discutido na literatura é sua "hiperatividade". Observemos detalhadamente o fenômeno. Em 1873, Lasegue relatou que a paciente se sentia mais leve e ativa do que o normal, era "capaz de levar uma vida fatigante no mundo, sem perceber a lassidão, da qual, em outras circunstâncias, se queixaria".[18]

Gull (e, bem mais tarde, Bruch) refere-se a rituais de caminhar compulsivo, a criatura magra andando sem parar sob qualquer tempo. Ushakov menciona como esse comportamento hiperativo parece despropositado. Ela limpa chãos já limpos, empenha-se em fazer exercícios físicos, ajuda no trabalho doméstico, insiste em trabalhar com crianças enquanto está no hospital.[19] Como vimos, essa atividade compulsiva e repetitiva geralmente se refere ao alimento: ela decora o valor calórico de cada bocado e passa longas horas na cozinha preparando alimentos, os quais, insiste, todos devem comer, menos ela. Tenta tomar conta da cozinha da mãe ou forçá-la a fazer o mesmo tipo e qualidade de comida todos os dias. Repetitivamente, se empenha em fazer exercícios físicos para assegurar a eliminação contínua de qualquer caloria ingerida.

Essa hiperatividade está associada, na literatura, tanto à bulimia quanto ao furto. Quando a anoréxica consome alimento real, ela não come, mas devora tudo, como se estivesse tomada por um "instinto de agarrar".[20] Ela enche a boca com quantidades ou combinações de alimentos, um bocado atrás do outro; uma vez iniciado o círculo de empanturramento, ela tem de completá-lo até estourar. Não come um biscoito, mas devora o pacote todo, de modo frenético. Seu consumo desvairado pode levá-la à loja, a qualquer momento, para obter e consumir um tijolo de sorvete, um saco de batatas fritas, bolinhos.

Esse "instinto de agarrar" pode também ser percebido no fato dela furtar. Ela se apodera e açambarca artigos alimentícios que poderia facilmente obter por outros meios, ou surrupia dinheiro da bolsa da mãe para comprar comida (embora jamais toque num centavo do dinheiro do pai, mesmo que esteja bem a mão).[21] E faz isso como que num frenesi cego. Podemos perceber que seus olhos e ouvidos internos, que deixaram entrar o tirano, se fecharam pela literalização do desejo dele de agarrar.

Os médicos e clínicos registram que os períodos de consumo frenético e de hiperatividade são acompanhados por uma devastadora sensação de vazio. Bruch, Meng, Meyer e Weinroth, todos discutem como o impulso da paciente mantém à distância não só o alimento, mas também qualquer proximidade e contato físico. O isolamento resultante provoca hiperatividade e bulimia.[22] "Este comer sôfrego e compulsivo, que em geral é alternado por períodos de abstinência ascética, conduz apenas à saciação física e deixa um vazio psíquico."[23] De algum modo, o espaço da liberdade, do especial e da purificação, encontrado em sua entrega destituída de ego a um reino psíquico e a uma presença invisível, acaba em nada. Como Binswanger descreve: "Ellen está só, não voa mais na estratosfera, está parada, com o coração gelado, nos picos gelados".[24] É como se existisse um limiar, um lado do qual fosse "a entrega cósmica ao vento", o espaço psíquico pneumático, e o outro, um vasto isolamento e desolação. Hades a atrai para o mundo da profundeza psíquica que a separa dos vínculos da vida. Da perspectiva do mundo inferior, isso é vivenciado como independência, desligamento do mundo das necessidades e habilidade mágica.[25] Da perspectiva do mundo superior, isso é morte.

De cima (e observamos isso não só nos sintomas da anoréxica mas também nas descrições dos pesquisadores), a experiência da paciente é de inferioridade, depressão, extremo isolamento, opressão. Bruch comenta sobre esse afastamento e isolamento: "A aparência da anoréxica anuncia sua solidão. As figuras estranhas, emaciadas, esculpidas por Giacometti são, invariavelmente, interpretadas como expressando afastamento e isolamento".[26]

Vimos que o "ego deficiente" da anoréxica indica o dom do espaço interior para dar vida e diferenciar figuras imaginais, para se tornar ama e nutriz dessas figuras. É essa capacidade que, primeiramente, conduz o tirano até ela. Mas, com a superidentificação, ela é sugada, até secar, pela figura do tirano; a experiência psíquica acaba em nada; ela, literalmente, morre. Mas talvez não seja a figura demoníaca *per se*, mas sua relação com ela, perante o mundo superior, que resulte em sufocação, vazio e morte literal. Da perspectiva do mundo diurno, a ausência de ego da anoréxica é considerada como não-espaço, um nada que deve ser preenchido, completado. Nada satisfaz o vazio, por isso ele se torna morte literal. O vazio a está chamando para um lugar, um espaço. Psicologicamente, o vazio a está chamando para morrer metaforicamente, fora do pessoal, que se torna um despertar para a alma. Mas na perspectiva literalista e materialista do mundo diurno, esse lugar continua sendo o "vazio". Como ela não consegue ver o tirano como presença metafórica dentro da alma, ela o literaliza. Assim, ela se esfaima e alimenta à força os outros; e nós a observamos como uma nutriz literal, que não descansa e se esqueceu de que ela também pode ser uma nutriz psicológica para a presença do mundo inferior.

Esse tema nos lembra nossa negligência cultural para com a nutriz psicológica como ama e nutriz da imagem. Essa visão alternativa da nutrição mostra como as nutrizes do mundo superior podem ter perdido a imaginação. Elas esqueceram sua relação com a morte, e não sabem mais cuidar das presenças psíquicas que emergem dos sofrimentos que as circundam. Cuidar de moribundos significa também ser companheira das presenças inumanas que cercam e atraem os que estão deixando a vida natural. Talvez a anoréxica possa lembrar sua relação com a nutriz imaginal através de sua lembrança da criança. Hillman nos recorda que, no mundo inferior, a criança, como força vital indivisa que "precisa de nutrição e é nutriz", é sofredora e nutriz ao mesmo tempo.[27] A criança representa o desabrochar de uma nova vida psíquica naquilo que foi interrompido; que, menos que completo, é imaturo. Como filha de Hécate, cônscia de suas múltiplas perspectivas, de seu intercurso com o reino imaginal e de sua indiferenciação pessoal, a anoréxica talvez possa lembrar sua habilidade, como um ser fronteiriço, de nutridora das presenças do mundo inferior.

Talvez nós também, para aprofundar nossa compreensão de sua aflição e literalização da presença psíquica, devêssemos lançar um olhar mais psicológico sobre ela. Como podemos entender seus refúgios na hiperatividade e na bulimia? Primeiro a ouvimos dizer, vezes sem conta, que não é ativa demais, que seus comportamentos lhe dão energia e não são exaustivos. De acordo com nosso senso de tempo, no entanto, ela está trabalhando além da conta. Talvez devêssemos observá-la mais de perto. Talvez o tempo, para ela, seja o movimento psíquico onde não há começo ou fim, rápido ou lento, em termos de causalidade e progressão linear. Perguntamos por que ela está limpando um chão que já foi limpo — como se aquilo que foi feito antes tivesse uma relação lógico-temporal com o que está sendo feito agora. Mas essa é nossa noção diurna de tempo.

De uma perspectiva do mundo inferior, não haveríamos de pretender parar ou interromper a atividade repetitiva mas, ao contrário, gostaríamos de penetrá-la, pois ela mostra a anoréxica trabalhando um nível psíquico essencial. Por isso perguntamos: e vinculada a que ou quem está essa imensa atividade? Quando perguntamos a que ou a quem sua atividade se liga, percebemos que ele a leva ao chão da cozinha, ao fogão, à bolsa da mãe, à mercearia, à padaria. Percebemos que ele manda-a comprar alimento, prepará-lo, servi-lo e, compulsivamente, exercitar-se para ficar livre dele. O tirano a impele, por intermédio do alimento, ao reino da mãe.

CAPÍTULO IV

A MÃE DA MULHER ESQUELÉTICA

Tradicionalmente, a mãe da anoréxica é associada à megera. Seu elo simbiótico e destrutivo com a filha anoréxica tem sido definido como o ponto de partida da enfermidade. Os pesquisadores documentam consistentemente uma coisa: a mãe da anoréxica é dominadora, exigente, frustrada e ambiciosa. Examinemos como, especificamente, a mãe tem aparecido, do ponto de vista dos pesquisadores.

Meyer e Weinroth vêem a mãe ansiosa e compulsiva presa num conflito significativo com a filha, o qual resulta na fixação oral da anoréxica e na sintomatologia geral. Eles interpretam a rejeição negativa das qualidades da mãe como a base da tentativa da paciente para restabelecer o laço da unidade original mãe-filha (classificado de "indiferenciação"), desejo "responsável pelas múltiplas identificações que caracterizam esses indivíduos". Para eles, esse objetivo da paciente, de restabelecer a fusão mãe-filha, se relaciona com o consumo voraz, ao qual se opõe um superego severo.[1]

Nemiah observa "uma relação peculiar entre a paciente e sua mãe, mistura de superpreocupação solícita e dominação agressiva. Mãe e filha formam uma unidade simbiótica insatisfeita e turbulenta".[2] Thoma sustenta que esse laço simbiótico é responsável pela autonomia e ausência de ansiedade na fase da inanição mortal, pois pode ser visto como uma "união inconsciente com a figura imaginária da pessoa amada. As pacientes vivem como se estivessem ainda inconscientemente unidas a uma mãe nutridora". Essa união com a presença da mãe, afirma ele, leva as pacientes a afirmarem, com "insistência ilusória que são suas 'próprias provedoras' e, por isso, não dependem de suprimentos de alimento real".[3]

Assim, as qualidades "negativas" da mãe afloram num contexto de indiferenciação simbiótica que alimenta mais a filha do que a comida concreta. O que é esse "negativo" da mãe que mantém a filha num lugar alheio às necessidades pessoais e diferenciadas? King descreve a mãe como "dominadora" e de "temperamento irritadiço". Ela é limitadora e tenta suprimir as atividades da filha fora da família.[4] Theander acha que a imaturidade emocional e a regressão da anoréxica resultam da dependência ambivalente de uma mãe difícil.

A mãe de Anita (caso 27) tinha uma "disposição melancólica" e era dominadora, brigava sempre com o marido e sempre estava preocupada com a saúde dos filhos. Então aconteceu a "mudança de personalidade" de Anita: ela se tornou rígida e obstinada, limpava compulsivamente seu quarto e fazia as lições de casa; começou a se alimentar menos, a comer escondido (pepinos em conserva) e a vomitar quando comia muito. A redução de sua alimentação resultou em problemas com a mãe. Sua relação com ela foi descrita como "ambivalente e cheia de conflitos". Hospitalizada devido a fortes dores de cabeça, constataram que Anita era anoréxica, e foi diagnosticada como depressiva. Após um tratamento com eletrochoques e antidepressivos, ela deixou o hospital e se suicidou.

Fanny (caso 15) vivia com a mãe, recentemente divorciada, na casa dos avós maternos. A mãe ficou extremamente amarga e deprimida depois do divórcio.

> Fanny estava cada vez mais deprimida e sentia que só aumentava o fardo da mãe e que, talvez, fosse melhor se desaparecesse para sempre. Tornou-se religiosa, lia a *Bíblia* e o *Livro dos Salmos*. Essa reação depressiva foi acompanhada de perda de apetite; parecia-lhe que não conseguia engolir nada e negava qualquer sensação de fome.

Elin (caso 46) era artista, como a mãe, com a qual sempre tivera forte ligação. A mãe era a pessoa dominadora da família; os pais brigavam freqüentemente. Durante vários anos, nos quais foi anoréxica, Elin manteve uma ligação com um homem que a mãe desaprovava. Elin suicidou-se após três anos de uma vida isolada com a mãe, em que dormia o dia inteiro e ficava acordada à noite. Ela não conseguia "recompor-se para fazer qualquer trabalho artístico" durante aquele período. A mãe ficou muito deprimida após a morte de Elin e parece que também se matou.[5]

A filha é contida, oprimida por uma mãe ferida, mas que também morde. A mãe hipercrítica e amarga é alguém que superprotege a criança, abriga-a numa bem-aventurança simbiótica, isso induz a filha a se fundir com a psique da mãe. Blitzer *et al.* descrevem essa iniciação à psique sombria da mãe com um exemplo: "A nítida depressão de Lisa, então, pode ser vista como uma expressão da depressão dissimulada da mãe, a qual ela não poderia manifestar diretamente sem uma séria ruptura de suas próprias defesas". Eles registram também que a morte da mãe, com freqüência, precipita a anorexia.[6]

A iniciação "não intencional" da filha às trevas, promovida pela mãe, é descrita em detalhes fenomenológicos por Bruch. As pacientes, em seu livro, narram o pavor do vazio da mãe e da sua existência frustrada, mas, ainda assim, experimentam um sentimento de "responsabilidade especial em relação a ela" e se sentem inextricavelmente atadas às ambições não realizadas da mãe e ao seu criticismo.[7] A anoréxica é sua confidente e, com freqüência, é a doença física ou uma ruptura psicológica da mãe que precipita a "renovação da proximidade exagerada" e a subseqüente anorexia, durante a qual a filha se sente compelida a ficar com a mãe.[8]

Assim, é essa mãe tão próxima, com seu "negrume", que na verdade leva a moça para fora da vida — para a noite, a inanição, para a *Bíblia*, para os humores negros e as compulsões. Para fora do corpo, do lar e da vida diurna convencional: a mãe atrai e abraça a filha somente para atirá-la para fora deste mundo.

Lembremos que "não há outro exemplo de uma relação tão próxima entre mãe e filha" como entre Deméter e Perséfone. Perséfone, a jovem, era uma espécie de "duplicação ou continuação de Deméter".[9] No início, Deméter também tenta manter sua Perséfone sempre em casa, com ela, ligada à terra material, ingênua e inocentemente limitada à beleza concreta do mundo natural. É então que Perséfone foi introduzida, pelas manobras de Gaia, sua avó, no mundo da morte, no mundo inferior. Enquanto Deméter, também chamada de "a Colérica", mantê-la-ia como donzela inocente distante do negrume, Gaia dá um jeito para que a jovem conheça de novo o reino da destruição, aquele que outrora fora seu domínio legítimo.[10]

O hino homérico nos conta que quando Mãe e Filha estão temporariamente separadas, Gaia, a original Terra-Mãe de Todas as Coisas, atrai e surpreende a Filha, que alegremente colhia flores, com a beleza de um narciso em botão. Quando Perséfone se aproxima para apanhar a flor, o chão começa a se abrir — a se escancarar — e ela é capturada por Hades, que num coche carrega-a para baixo, para o mundo inferior.

A abertura da Terra, sua boca escancarada, nos conduz a um outro aspecto da sintomatologia da paciente. Recentemente, a compreensão médica e clínica do motivo da mãe "dominadora" tem sido relacionado aos aspectos alimentares. Blitzer *et al.* acrescentam que a relação "perturbada" entre mãe e filha se reflete nas fixações orais e problemas alimentares da filha.[11]

Dally e Gomez, assim como Kay *et al.*, discutem a questão em termos de "má manipulação" que se reflete em dificuldades com a nutrição do bebê ou complicações de parto.[12] Bruch é o pesquisador que mais extensamente discorre sobre esse tema. Ela considera as respostas da mãe às "solicitações iniciais do bebê" impróprias; isto é, a mãe não alimenta a criança de acordo com as necessidades da mesma, mas segundo as suas próprias, por isso a criança nunca aprende a controlar suas próprias funções corporais.

Segundo Bruch, a mãe da anoréxica é uma mulher "bem dotada e frustrada", uma mulher com potencial de realização sacrificado pelo bem da família. Confinada à casa, ela se recusa a permitir que a criança se afaste dela. Assim, a filha submetida a essa proteção nunca enfrenta uma separação apropriada, e é incapaz de perceber sinais corporais ou individuar uma diferenciação pessoal. Ambição não realizada e alimentação imprópria contribuem para a "indiferenciação" da filha.[13]

Como Bruch, Taipale *et al.*, em "Anorexia Nervosa: An Illness of Two Generations", consideram as ambições e necessidades intelectuais da mãe irrealizadas; entendem que ela está presa ao lar e, ao mesmo tempo que tenta manter a filha em casa, rejeita todas suas tentativas de rebelar-se ou tornar-se independente. Taipale sustenta que a mãe teme a adolescência e a maturidade sexual da filha. O medo da mãe se torna responsável pelos sintomas de anorexia da filha e por sua fixação no estágio oral:

> A criança que não quer se tornar adulta nasce na mãe; eis por que o sintoma oprime tanto a mãe e gera conflitos secundários. A mãe não consegue ajudar a filha doente quando esta é compelida ao sintoma, mas as duas encontram ressonâncias no nível dos sintomas e problemas orais: na enfermidade de duas gerações.[14]

A criança que não quer se tornar adulta nasce na mãe. A mãe quer que a filha permaneça uma criança literal. Talvez ela anseie pela natureza polimorfa da criança, por sua abertura à multiplicidade espontânea e cativantes mistérios do mundo imaginal. Incapaz de ver esses mistérios em seu próprio negrume, a mãe agarra-se protetoramente à criança. A mãe quer a eterna criança e, para isso, manteria a criança eternamente em terra, confinada à vida literal, para sempre inocente. Numa perspectiva do mundo superior, isso é "fixação oral" e "indiferenciação", mas são precisamente esses aspectos que, como vimos, impelem a jovem a uma perspectiva do mundo inferior — o alimento leva-a à presença psíquica, e sua ausência de ego é uma porta para a multiplicidade da psique.

De cima, essa situação parece um paradoxo, uma mãe "duplamente ligada", ultra-solícita mas rejeitadora; que abdica de sua ambição, de seu desejo de realização, mas quer que a filha fique em casa, para sempre a criança natural; que a ama verdadeiramente, mas odeia-a, como alguém separado dela; que lhe dá a vida, mas força-a à morte. De cima, observamos uma mãe "negra", obstinada, que beija o chão que a filha pisa, mostra-lhe as armadilhas da cozinha, mas a incentiva a comer, o que a leva a esfaimar-se.

Assim, a defesa da mãe contra a psique, a negação de suas próprias profundezas, remete a filha à psique. Como parte da síndrome, temos uma mãe amargurada, despedaçada, rigidamente defendida de suas próprias feridas, que se agarra compulsivamente à filha. Esse laço simbiótico induz a filha a entrar, a inteirar-se secretamente do vazio materno e da amarga defesa contra isso. A filha fica enredada entre a profunda escuridão da mãe e suas tentativas conscientes de se defender desse abismo. Lembremos que, com Perséfone e Deméter, a "proximidade exagerada" da filha com uma mãe que negou ou perdeu o componente inferior acompanha a entrada no vazio, a boca escancarada do desejo oral da terra.

Assim, o vínculo simbiótico entre mãe filha se faz com "nutrição imprópria", levando a filha a penetrar num reino alheio ao pessoal e ao natural, e a consumir o alimento da morte. A mãe não alimenta a filha com comida concreta nas horas apropriadas do dia. Com o que a mãe nutre a filha? Com *suas* necessidades, desejos, ambições não realizadas.

Assim, não é o lar, a cozinha ou o trabalho desestimulante em si que levam à "insatisfação" ou à carência, mas a perspectiva literal e naturalista com a qual a mãe se agarra ao mundo. Não é cortar cenouras, lavar fraldas ou ditar memorandos que mantêm a mãe grudada a ela e frustrada, mas o fato de ter perdido a imaginação, seu componente do mundo inferior, sua criança metafórica que vê o mundo impregnado de alma. A maneira de a mãe lamentar essa perda é literalmente se agarrar à criança que está fora dela. Quanto mais a mãe tenta manter a filha em casa, presa com ela no mundo naturalista, mais a filha consome as insatisfações e privações da mãe e se torna, ela própria, aquilo que a mãe perdeu: a criança do mundo inferior que ressoa com presença imaginal, a fêmea que vive do nada, a mulher esquelética que reflete o reino da morte em todas as coisas vivas.

A mãe viveu muito tempo sobre a terra, e é cooptada pelas pressões culturais que exigem que mantenha a perspectiva naturalista. Ela perdeu sua imaginação e, com ela, seu "fogo", sua centelha criativa, que nutre enquanto agita a compreensão dos desejos de seu coração. Ela perdeu a centelha do mundo inferior. Entediada, ela não se move. Nada agita ou deleita um coração entorpecido; tudo parece igual, anos a fio, apenas a repetição sem sentido das áridas tarefas e compromissos diários. Entorpecimento negro. Ela não sabe o que quer, porque não sabe o que perdeu. Incapaz de enxergar através da uniformidade e do convencionalismo, não consegue perceber que perdeu seu coração desejoso; a vitalidade de seu batimento cardíaco é reduzida a um pulsar enfadonho.[15] Num certo sentido, ela quer que a filha reconheça a carência, sussurando: não cresça, não vá embora.

Nós perguntamos: qual é o *telos*, a meta inerente e a realização da mãe que mantém a filha consigo no lar? O que a mãe quer que a filha veja, mantendo-a tão perto? Quer ela impedir que a filha veja descuidadamente, de uma maneira que ela ignoraria ou negligenciaria, seus desejos inflamados? Ou quer dar-lhe a conhecer as implicações mútuas de mãe/filha, mantendo a ambas próximas da riqueza das múltiplas identificações da criança?

Culpar ou acusar a mãe da paciente por essa proximidade ou por sua defesa, considerá-la a causa da patologia, é conduzir nossas observações no sentido literal e determinista, e então a mãe externa se torna a causa dos sintomas da anoréxica. Quando lemos metaforicamente as observações dos pesquisadores, vemos a mãe como um aspecto da constelação dessa síndrome. Os pesquisadores acreditam que os "dons" da mãe foram frustrados e dirigidos para o alimento. Assim, a riqueza da mãe é conduzida através da comida. Aquilo que parece "alimento impróprio" torna-se o sustento que limita a filha ao vazio da mãe, contendo sua riqueza escondida, seus "dons redirecionados". A mãe foi chamada a reclamar seu lugar, agora perdido, num reino alheio à vida naturalista, mas não foi capaz de diferenciar a riqueza desse lugar e devolvê-lo à vida. A filha está aí para continuar a luta "negra" da mãe.[16]

Aquilo que médicos e clínicos vêem como medo — de mãe e filha — da adolescência e da maturidade sexual da filha, também pode ser a compreensão de mãe/filha (inconsciente, mas literalmente encenada) de que a maturidade requer que se volte atrás, voltando às profundezas antigas da mãe e posicionando-as corretamente. Assim, a sombra da mãe, aquela parte que é sua carência, ignorada, negligenciada ou negada por tanto tempo — seus desejos impulsores, sua ambição, fúria inferior — emerge, literalmente, para agarrar e esfaimar sua criança literal.

Já vimos essa figura. É o tirano. Falamos acima que o tirano é o lado escuro, oculto, da anoréxica; agora vemos como essa figura acompanha a mãe e a alimentação. Aquilo que parece, de cima, ambição não realizada e alimentação imprópria, parece, de baixo, a presença invisível que a impulsiona e alimenta. A mãe não foi capaz de deixar esse poder entrar; então, ele emerge como sombra negra, como seu lado "negativo" sempre presente. Tendo a filha como sacrifício contínuo, a fêmea é convocada a reconhecer esssa sombra como sagrada.

CAPÍTULO V

A Boca Escancarada

A comida do bebê anoréxico

Quando Deméter sentiu a perda de sua filha, raptada por Hades e levada para o mundo inferior, adotou uma atitude "negativa". Pesarosa, deixou de lado a comida e a bebida, passou a não tomar banho e a percorrer a região em busca da filha. Depois de nove dias, Hécate apareceu com sua tocha e contou a Deméter o que ouvira: que Perséfone fora raptada por alguém, embora não soubesse por quem. Juntas, elas viajam até o Sol, que descreveu o rapto, observando que Zeus o permitira. Ele também disse a Deméter que sua cólera "vã e insaciável" não ficava bem. Ferida, enraivecida contra Zeus, Deméter deixou a companhia dos deuses. Rejeitando tanto o reino do Olimpo quanto o de Hades, disfarçou sua beleza e se refugiou nas cidades humanas.[1]

Vemos aqui a mãe "negativa", separada do componente inferior — o aspecto psíquico-mãe de toda fêmea faminta —, encenando uma forma de consciência demetriana: agarrando-se ao lado literal do mundo superior (retiro nas cidades humanas) e negando sua perda (rejeitando Olimpo/Hades), ela parece antagônica, tirânica, irrealizada. Essa forma de consciência demetriana morde enquanto lamenta, odeia a perda e tenta manter sua criança fora daquele mundo inferior.

É essa qualidade demetriana da anoréxica que os pesquisadores têm descrito como seu "antagonismo". A mulher faminta transmuda-se de moça dócil a antagonista, "megera controladora". Mas o oposto está sempre presente: sempre rondando a Mãe Deméter está seu vazio, sua perda. Ao lado da postura adulta, crítica e restritiva, está a da criança, encenando o reino do sonho e da morte.

Esse vazio — o mundo inferior que reverbera com presença imaginal, o aspecto negativo da mãe, a parte negada no papel prático da cozinha — esfaima a fêmea enquanto a agarra. Através daquilo que a ata à mãe pessoal em vida — alimento —, a mulher faminta descobre o mundo inferior, o reino da imagem. A alimentação "imprópria" a mantém presa à mãe, de tal modo que não consegue evitar a sombra da mãe, a perda da mãe. Ela é acalentada pelo que há de impróprio da mãe, pelo evitado, pelo negado; ela trava relações com o tirano.

Assim, a irrealização e o antagonismo da mãe e a possessão pelo tirano seguem juntos e coexistem em todas as mulheres famintas. Vimos que um lado tirano dirige a mulher faminta para a comida. Um bocado, para ela, traz em si demandas demoníacas. O alimento do pesar da mãe trouxe-lhe imagens infernais: a comida continuamente assombrando-a, obsecando-a, compelindo-a, enfeitiçando-a. O alimento é sobrecarregado com os fogos acumulados dos desejos insatisfeitos da mãe.

Assim, a filha tiranicamente aprisionada e esfomeada é levada ao mundo da riqueza e substância invisíveis, forçada a se abrir para o reino da imagem e da essência, que está além do pessoal e do prático. Mas ela combate essa captura, essa possessão, lamenta-a com uma mordida vingativa. A anoréxica, mediante vínculo com a mãe, encena tanto o lamento de Deméter quanto o rapto de Perséfone. A mordida da mulher faminta, seu antagonismo e "cólera insaciável" são alimentados por fontes mais abrangentes do que sua mãe pessoal. A Mãe arquetípica é aqui invocada.

A perspectiva do mundo superior sobre a patologia reconhece que, nessa síndrome, há mais coisas envolvidas com a maternidade do que a mãe pessoal. Uma das pacientes de Bruch, descrita como "muito próxima da mãe e das avós", atacou a mãe com a acusação: "Se eu ficar boa, você não gostará mais de mim, não me dará mais atenção". Bruch comenta que, na verdade, a mãe dava excessiva atenção à filha e sugere que é preciso maior contato com o pai e o resto da família.[2] A filha quer a atenção da mãe, mas esta já lhe dá toda a atenção. Então, com quem ela está falando? Que Mãe arquetípica está sendo invocada?

Blitzer *et al.* acham que a mãe da anoréxica é altamente dependente de sua própria mãe, elo que permite à avó ter muita autoridade sobre a neta.[3] Selvini também afirma que a avó materna da anoréxica é exigente, hipercrítica, possessiva e forte. As mães das anoréxicas serviram, para suas próprisa mães, de "confidentes, servas e nutrizes". Selvini cita Sperling, que remete a Schwidder, a respeito da perniciosa influência das avós, indicando que, mesmo quando elas já não estavam presentes na família ou tinham morrido havia anos, "seu espírito dominador e sua influência continuavam a imperar, tão vivos quanto antes. O papel da avó materna pode, algumas vezes, ser assumido pela avó paterna". Selvini acrescenta que a mãe da anoréxica também está fixada no nível pré-genital de desenvolvimento e que o elo com sua própria mãe a impede de ter uma "experiência marital e maternal real". Assim, ela é "uma mãe partenogenética altamente ambivalente".[4]

Quem é o poderoso "espírito dominador" que atravessa essas gerações de fêmeas? Não seria a figura que deseja que elas assumam uma perspectiva do mundo inferior, a qual vê poderes essenciais e imaginais em toda vida material, que as encoraja a viver seus desejos vibrante e imaginativamente? Não seria essa figura que estaria estocando seus fogos criativos, desusados ou abusados? Essa figura de suas agitações criativas, desatentas, tornou-se "demoníaca" e aparece repetidamente pedindo um lugar, exigindo reconhecimento. Essa (Grande) Mãe [(*Grand*) *Mother*] permitiria que a fêmea voasse bem alto, ou penetrasse abaixo do mundo literal, naturalista, ouvindo os temas essenciais, criando a partir deles. A mulher faminta e sua genitora sabem que a fonte de sua criatividade não depende do sêmen fálico, mas ainda não encontraram um caminho para baixo e através da própria semente que deseja desabrochar; ficam grudadas em terra.

Ao contrário de outras formas de maternidade, no entanto, a mãe da mulher faminta não vive inconscientemente a perda: num certo nível, está cônscia — e essa percepção se torna sua mordida tirânica. Seu ferimento está na compreensão de que perdeu a alma; sua mordida está na compreensão de que não desistiu. Se não for trabalhada psicologicamente, essa tensão se literaliza como *sua* natureza dominadora, *seus* aspectos hipercríticos controladores.

Essa mordida emerge como "mãe negativa": leva-a a alimentar à força ou inadequadamente a filha, que então herda ou se torna o sacrifício para o demônio invisível. Essa é a filha que vive do nada: nenhuma comida, nenhuma emoção, nenhum sangue, nenhum corpo. Essa é a filha que se torna anoréxica, sacrifício aos desejos não satisfeitos, nossa Mãe negativa.

Enquanto a fêmea negar a perda, recusar-se a deixar a morte metafórica entrar na cozinha, a parte faminta incorporará o tirano, será literalmente raptada para fora da vida pela compulsão e rigidez tirânicas. Esse lado tirânico acompanha o aspecto lastimoso e insaciável da mãe, ordenando-lhe que volte para a terra, que coma, que se cure, que se torne naturalisticamente normal.

A fenda

Após rejeitar o Olimpo e Hades e retirar-se para as cidades humanas, Deméter chega a Elêusis, governada por Celeus. Ela parece envelhecida e esgotada, uma mulher velha, uma serva "que desdenha as dádivas de Afrodite". Ela chega ao Poço da Virgem, onde os cidadãos de Elêusis vão buscar água. Ali ela se senta, sem comer ou beber. Olha para cima e vê as filhas de Celeus, que vieram ao poço buscar água. Elas começam a fazer perguntas à velha mulher. Deméter, quando dá por si, está dizendo que seu nome é Dosó e que chegara ali contra sua vontade, que viera de Creta por violência. A história fantástica se desdobra: ela fora raptada por piratas, "senhores arrogantes" que a teriam vendido por algumas moedas, mas conseguira escapar durante uma festança e ficara vagando até chegar a Elêusis. Pergunta às jovens se sabiam de algum trabalho para uma velha, dizendo que poderia ser ama ou serva na casa de alguém.[5]

Essa história nos ajuda a perceber como a mulher faminta serve à fenda aberta entre fêmea e imaginação. O aspecto filha é arrancado e raptado pelo ditador Hades, perde-se no reino inferior. Vimos que a anoréxica leva a morte e a imagem para cima, para a vida, que encontra sua fertilidade e nutrição no invisível, recusa-se a ficar literalmente amarrada ao corpo, à emoção, à reprodução. Mas, ironicamente, a anoréxica reflete a perspectiva do mundo inferior, ao mesmo tempo em que lamenta a perda de seus componentes inferiores. Percebemos essa dualidade porque o rol de seus sintomas, tal como registrado pelos clínicos, é extraordinariamente análogo ao de Dosó-Deméter. A anoréxica literalmente passa fome (nove dias sem comida e bebida), tem pouca, se é que tem alguma, relação social/sexual, enquanto sua pele e corpo secam e murcham (ela vai para longe da companhia dos deuses, disfarça sua beleza, "desdenha as dádivas de Afrodite", aparece no poço como uma mulher velha). Ela vive indiferenciada, continuamente tomada pelas personalidades/gostos/desejos dos outros (foi capturada por senhores arrogantes); ela é irritadiça, sente que ninguém entende sua situação (foi raptada contra sua vontade); assume uma postura autônoma e mágica (gaba-se abertamente de ter escapado aos piratas); alimenta ou serve aos outros, é generosa (deseja ser ama).

Durante um século, médicos e clínicos têm tratado essa manifestação externa do aspecto Dosó-Deméter. Mas, a síndrome da anoréxica é uma encenação *tanto* da perda (onde está Perséfone) quanto do lamento (é isso que Dosó-Deméter faz). O sofrimento de toda anoréxica ocorre porque a abertura para a riqueza psíquica *e* para a defesa tirânica contra ela são vivenciadas *ao mesmo tempo*.[6] Na mesma medida em que o alimento abre-a para as forças do mundo inferior, a anoréxica vive a defesa contra esse reino, pois não consegue ver o significado metafórico do alimento, só se concentrando nas quantidades, pesos e conteúdos calóricos literais.[7]

Talvez agora possamos entender por que a transição da anoréxica — com seu ego deficiente — ao espaço psíquico torna-se um vazio sufocante. Como já foi observado, esse "espaço" se relaciona com aquilo que os pesquisadores viram como indiferenciação do ego: é sua habilidade em abandonar os limites do mundo diurno e cruzar para o reino psíquico. Isso equivale a dar um passo para dentro do abismo, e é petrificante. Em sua simbiose sem ego com a mãe pessoal, ela é capaz de dar as costas ao mundo natural e olhar as profundezas, a fenda escancarada, embora tenha medo de abrir os olhos imaginários para as figuras da psique que estão ao seu lado, acenando-lhe e pedindo que as nutra. Sua conexão com a Mãe dá margem à "indiferenciação" e à entrada nas profundezas, mas também traz à luz o aspecto Dosó-Deméter, alertando-a contra esse reino psíquico.

Com um pé na fenda e espiando para baixo, ela ouve o grito de Dosó-Deméter e volta atrás, se obseca ou se empanturra de matéria para preencher o vazio. Mas, a mãe continua insatisfeita, e sua própria perda da mãe emerge como o tirano flamejante na comida literal, devolvendo-a ao lugar onde as imagens nutrem. Quando os alimentos começam a ser digeridos, seus significados psíquicos saciam-na. O vômito e a fome refletem seu compromisso em explorar esse reino que fica abaixo e além do material.[8]

Assim ela volta a uma existência esquelética, cegamente encenando seu sacrifício ritual. E este constela o lamento da Mãe e sua voz colérica: a mãe monitorando uma defesa maníaca contra a morte. Dosó-Deméter chama-a; de novo, seu espaço e sua pressa voltam a se localizar na cozinha, e ela se rende aos planos de dieta e programas de peso, cega e tiranicamente, tragando grandes bocados, limpando e furtando a Mãe.

No entanto, a filha, assim como a mãe, conhece o entorpecimento do vazio, onde as repetições (inanição/empanturramento/vômito) se tornam outra tarefa monótona, infernal. Ela ainda não conseguiu perceber o valor psíquico para o qual o alimento aponta, está cega para o ritual dessa encenação. O alimento objetivado e literalizado fica sem gosto, enquanto são necessárias quantidades cada vez maiores, ou sua ausência, para que ela consiga sentir alguma coisa.

A insaciabilidade de Dosó-Deméter significa que a possessão não satisfaz, mas consome-a tiranicamente.

O desejo da mulher faminta de ser nutrida por reinos alheios ao imediato e concreto associa-se a uma identificação com um aspecto tirânico, material, que a chama de volta ao lar, quer que ela veja o alimento só como matéria inanimada. Como sacrifício ao lado negativo da Mãe, ela é solicitada a tornar sagrados os poderosos atributos femininos inferiores, mas foi aprisionada pelas fixações da vida como Mãe Dosó-demetriana, que grita e acena (para si mesma) para que retorne da morte, que fique longe da alma.[9]

Médicos e clínicos: atenção

Esse aspecto Dosó-Deméter, presa na fenda que separa a mulher de sua vitalidade e ressonância de um mundo imaginal, tem aparecido de outra forma em todo nosso estudo, não só no "negrume" da mãe pessoal e na literalização do alimento e dos antagonismos da filha faminta. Cem anos de pesquisas também refletem essa consciência tirânica. Vimos os pesquisadores do mundo superior chamarem as fêmeas famintas de volta à vida negando sua entrada na morte metafórica. Os médicos estão nas garras da Deméter lastimosa: ela puxaria a filha para trás, por considerá-la frágil e inocente, tentando mantê-la núbil, terrena flor-criança. Também eles ficaram distantes dela, mesmo quando a alimentavam à força, rebocando-a para cima, para sua perspectiva naturalista.

Nessa atitude médica vemos a contraparte do rapto de Perséfone por Hades. O fato de as anoréxicas serem amarradas, levarem choques, terem de tomar antidepressivos, serem postas em programas severos e duvidosos, forçadas a se submeterem a leucotomias e alimentação tubular (resultando para muitas em suicídio ou coisa pior) mostra-as menos como vítimas da psique do que de uma perspectiva unilateral, naturalista. A cura é definida como uma volta à fêmea convencional: aumento de peso, desenvolvimento de características sexuais secundárias, atitudes mais positivas em relação à alimentação, retorno da menstruação, adaptação social. Assim, a anoréxica é vista como incurável: quanto mais eles tentam devolver-lhe a terra, mais ela morre.[10] Não se dá nenhum espaço para o significado metafórico da perda da mãe, e assim ela se torna tirânica, demoníaca, seus desejos são literalizados na morte real.

Nós concedemos um lugar à perspectiva médica, mas esta não deixou entrar a nossa. Os médicos e os clínicos não seguiram a mulher faminta até as regiões de suas "regressões" e "distúrbios de instinto". Os médicos não deixaram que as vozes personificadas falassem através dela, de modo que elas — as figuras psíquicas que são sua dádiva e graça — devem sufocá-la, esfaimá-la, mandá-la ir e vir do Hades para a cozinha, até que ouçamos, observemos e atendamos. Atenção: não é monitorar seu hipotálamo, não é estimular seu aparelho gastrintestinal, nem regular sua dieta, mas prestar atenção às figuras para as quais ela é verdadeiramente veículo e conduto, às figuras psíquicas — mãe, tirano e obediente donzela da inocência.

Nas abordagens médicas e clínicas, encontramos uma tentativa contínua de trazer a mulher faminta de volta à "realidade", à convenção, ao corpo feminino "normal". Não se faz nenhuma tentativa de penetrar em sua patologia, encontrar a metáfora-raiz dentro dela. Onde há repetição rígida e literalização defensiva, os médicos e clínicos poderiam procurar o rapto, pois um rapto psíquico, a possessão por uma figura psíquica, está acontecendo. Nenhuma tentativa é feita para ver através da defesa e explorar as figuras possessoras. Em vez disso, mantendo-se em uma terra firme naturalista, os pesquisadores declararam que a mulher faminta é uma criança com pensamento mágico, inferior, cujo desenvolvimento foi interrompido e regrediu. Exemplos dessa abordagem médica estão por toda parte; focalizaremos dois deles.

Da perspectiva do mundo superior, a realidade imaginal da anoréxica não é de modo algum realidade, mas fantasia, e por isso precisa ser corrigida. É chamada de "negação". Um grupo de psiquiatras (Gottheil *et al.*) tentou curar a anorexia reajustando a imagem corporal da paciente (a impressão de que sua forma esquelética é regular e agradável). Eles consideraram essa imagem corporal errada, uma negação da "realidade" literal e tentaram alterar a auto-imagem desenvolvendo "uma visão mais objetiva". Isso ocorreu "contra muita resistência" e até mesmo hostilidade e autodestruição por parte da paciente.[11]

Esse procedimento baseava-se em sessões de experiência de auto imagem, nas quais se mostrava à paciente um filme dela mesma respondendo a uma entrevista. Seguia-se uma série de perguntas a respeito de suas reações ao filme. Finalmente, após tentativas de suicídio, quimioterapia e supervisão constante, a paciente chegava a responder de forma "realista" ao filme. Isto é, ela notava a diferença entre reflexo no espelho, no qual não se percebia magra ou feia, e até gostava de sua aparência esquelética, e o filme, no qual via a magreza "objetivamente" e dizia que parecia "enfermiça". Os autores relatam que corrigiram sua "negação" (de que parecia normal ou mesmo gorda e não magra), antes tão forte que resistiu aos apelos da família, à evidência do espelho e a duas hospitalizações. Resultou que a "auto-imagem distorcida" se alterou "na direção de crescente realidade".[12]

O que aconteceu aqui com o aspecto da mulher que se via de fato gorda; ao mundo da mulher gorda-faminta? Os pesquisadores relatam que, num certo ponto, a paciente começou a puxar o cabelo dizendo: "Há algo dentro de mim que tenho de trazer para fora e não sei o que é. Sinto raiva de mim mesma". Ela ficou confusa e se comportava em resposta à "voz de sua mente. A voz lhe disse que ela não tinha o direito de ver revistas e iludir-se pensando que poderia ser como as mulheres jovens saudáveis, bonitas e bem-vestidas que via nos anúncios".[13]

Ninguém a ajudou a ouvir a voz voraz e suas exigências, a conter e dar forma à sua expressão metafórica. Ao contrário, ela teve de enrugar a testa e puxar os cabelos para não ficar bonita; ela encenou as exigências da voz, identificou-se com ela, foi arrebatada por ela. Tudo isso foi "corrigido" com supervisão constante e retreinamento em sessões de experiência de auto-imagem; mas a "voz", não atendida, foi postergada até seu próximo intercâmbio possessivo com a mulher.

Um segundo exemplo é o trabalho de Hilde Bruch.[14] Ela vê a anoréxica como que fixada num estágio anterior de desenvolvimento e quer tornar a paciente madura. O amadurecimento é relacionado com a diferenciação do ego. Bruch reconhece que a enoréxica está num lugar que a faz sentir-se "especial", que a inanição acompanha "experiências psíquicas interiores"; ainda de uma perspectiva do mundo superior, ela define esse lugar em termos de deficiência do ego, falta de diferenciação, "distúrbios interpessoais e deficiências de desenvolvimento" e "auto-ilusão".[15] No entanto, são esses aspectos que mantêm a anoréxica próxima da alma, e "curá-los" talvez seja uma defesa contra a alma.

Bruch percebe os perigos das abordagens manipulativas externas para a patologia. Ela critica os programas de modificação de comportamento, declarando que os "problemas subjacentes" devem ser explorados.[16] Em partes de seu trabalho descritivo, ela começa a penetrar no território psíquico da anoréxica e lança luz em visões, odores, vozes e movimento desse reino (por exemplo, no capítulo 5 de *The Golden Cage*). Mas então, numa perspectiva médico-clínica, ela propõe remover a paciente desses reinos. Seu programa de diferenciação do ego e amadurecimento tenta tirar a anoréxica das profundezas, negando-as, e trazer a paciente de volta à terra através da "Alteração da Mente" (capítulo 8, *The Golden Cage*).

Ela reconhece que a anoréxica está assumindo a luta dos pais, particularmente a da mãe. No entanto, ao invés de perceber nisso uma necessidade inerente, ou os meios de mobilizar a anoréxica dentro e através dessa situação, ela insiste com os pais que guardem seus problemas para si.[17] Isso é válido, no sentido de remover o foco das variáveis externas causadoras da enfermidade, mas não há uma exploração ulterior da própria psique da anoréxica. O foco desse programa está mais na correção e reparação do que no aprofundamento do mundo psicológico da anoréxica:

> A tarefa da psicoterapia na anorexia é ajudar a paciente em sua busca de autonomia e identidade autodirigida evocando-se uma conscientização de impulsos, sentimentos e necessidades que se originam dentro dela. O foco terapêutico deve estar no fracasso da paciente em se auto-expressar, nos instrumentos e conceitos deficientes para organizar e manifestar necessidades, e na confusão ao lidar com os outros. A terapia representa uma tentativa de reparar os defeitos e distorções conceituais, a sensação profundamente arraigada de insatisfação e isolamento e a convicção de incompetência.[18]
>
> ''Sua expressão 'Eu me odeio se engordo' é um exemplo dramático dessa concepção errônea. Não há nada detestável com relação a você ou seu corpo. Quando digo algo assim, você parece concordar, mas não acredita de verdade. Deste modo não entendemos o problema real e você não explora o pano de fundo dessa convicção falsa. Enquanto continuar absolutamente determinada a não discutir, você se agarrará às suas convicções secretas. No que concerne a aprender ou mudar alguma coisa, isso é um beco sem saída.''[19]

Aqui supostamente o mundo da anoréxica se baseia em deficiências e distorções que devem ser erradicadas. O foco na ''autodireção'' impede a exploração de imagens, vozes e sonhos dentro do ''isolamento e convicção de incompetência''. A realidade imagística interna, na qual ela se mantém e vive, é ignorada e, pior que isso, denegrida; a fenda entre mãe lastimosa e amargurada e sua criança do mundo inferior ainda é muito grande.

Recuperar a anoréxica, tornando-a uma adulta madura, autofocada, para a qual os reinos alheios ao natural não mais acenam, treiná-la para se distanciar dos mistérios, corta qualquer tênue vínculo que ela esteja mantendo (pelo bem da Mãe) com a criança do mundo inferior. Não obstante, dada a devoção de Bruch à anoréxica, os anos que estudou essa figura, quando poucos casos eram detectados, assim como seu estudo e descrições durante décadas, podemos imaginar sua relação com a paciente no nível da metafórica filha faminta que grita pedindo atenção.

Numa breve passagem, ela fala de um contato com as pacientes (a quem, ela afirma, geralmente falta senso de humor) num nível mais leve, de um modo ''amigável'', bem-intencionado, para auxiliar na exploração de seu mundo cínico e negativista.[20] Embora ela esteja tentando erradicar o demônio tirânico, treinar a criança que não se desenvolveu para crescer e abandonar suas suposições errôneas e convicções falsas, num certo sentido, pode-se dizer que ela está tocando e até acalentando a filha-dentro-do-tirano.

De qualquer modo, os mistérios dos reinos que acenam para a paciente anoréxica não foram cuidadosamente estudados e delineados em si mesmos. Em vez de descobrir que *personae* arquetípicas residem na síndrome e nos diagnósticos, *ambos*, paciente e médico, literalizaram os complexos. Bruch relata a facilidade com que o terapeuta se constela como a mãe dominadora que alimenta a filha à força.[21] Agora que os profissionais da área foram alertados a esse respeito, a literalização se deslocou para os pais reais. Colocar a mãe e o pai numa sala e discutir os bloqueios de comunicação mantém tudo na superfície.[22] Essa terapia familiar talvez seja segura para o terapeuta, mas, para a anoréxica, é literalmente mais mortal do que o mundo psíquico da morte com o qual ela está tão familiarizada.

CAPÍTULO VI

A FOICE DE GAIA

Somos gratas, num certo sentido, aos sintomas da mulher faminta e à maneira como eles têm se recusado, há um século, a se deixar sufocar ou curar. Eles não se soltarão dela e, por seu intermédio, não se soltarão da cultura, até que nos tenham aprofundado na psique. Há algo aqui exigindo reconhecimento.

Antes de mais nada, estamos falando de alguém que negou todos os princípios da matéria — alimento, corpo, sangue — e as fixações da consciência cotidiana — espaço, tempo, linearidade — e se voltou para a realidade da psique.[1] Ela encena, em sua enfermidade, a interpenetração dos reinos imaginal e físico. Ao passar fome, ela também está privando a cultura de sua fantasia convencional sobre a fêmea. Não sendo mais uma jovem receptiva, tola e tímida, cheia de esperança e assombro, ela nos conduz para longe da perspectiva natural sobre os alimentos, o sangue e o corpo, nos conduz ao mundo inferior, onde se torna ativa, forte, autônoma e capaz de trabalho incessante.

Vimos também que sua entrada no território psíquico não tem sido fluida ou consciente; ao contrário, ela tem sido raptada para fora da vida, tiranizada por uma força interior que rigidamente a possui. E, em sua tentativa desesperada de manter um pé na terra, ela literaliza a tirania — atua com ela exclusivamente com soluções materiais, alimento real.

Agora, gostaríamos de distinguir melhor o mitema que permeia sua síndrome. De quem é o mundo que ela está revelando? A que ou a quem pode sua síndrome estar ligada? Qual é a metáfora-raiz de sua patologia? Precisamos segui-la de baixo para cima: recuperar o lugar e os deuses aos quais suas aflições se referem. Sem a combinação de reducionismo e nominalismo, sem classificações, perguntamos e esperamos. Nós temos estado vendo e ouvindo isso o tempo todo.

Temos visto uma mulher faminta alimentada por sombras invisíveis do mundo inferior, nós a temos visto, esqueleto da morte, nutrir os outros. Através de suas repetições 'neuróticas' e de sua hiperatividade, testemunhamos o dilaceramento entre consciência diurna e perspectiva do mundo inferior. Lembramo-nos de que, assim como a mãe Dosó-demetriana quer manter tudo na superfície, a Mãe Gaia original se abre para que sua prole desça. A partenogenética original, a Mãe Gaia: não esteve ela presente o tempo todo e não nos levou de volta ao ponto inicial? A própria Gaia surgiu, escolhendo o espectro faminto para encenar seu desejo e recuperar o lugar legítimo da Mãe no mundo inferior.

Patricia Berry lembra que a Grande Mãe Gaia é a progenitora original de todas as outras divindades, inclusive Zeus, Posseidon e mesmo Hades. Como tal, Gaia fica tão à vontade na perspectiva do mundo inferior quanto na vida natural do mundo superior. Para ela, os dois domínios não se opõem. Berry examina como Gaia, separada de seu aspecto subterrâneo só se apresenta quando o mundo superior se transforma no lugar de Gê-Deméter, sendo o mundo inferior servido pela Gê-ctônica, lugar de Perséfone. Na medida em que se alarga a fenda entre a jovem e a terra mãe, é Gaia que se abre para fazer a jovem Perséfone descer rumo a uma nova visão das coisas, cuja imagem é o rapto por Hades.[2] A Mãe sabe mais. De nossa perspectiva do mundo superior, seria muito fácil conceituar isso em termos de um rapto literal necessário, de o macho capturar e iniciar a fêmea e, literalmente, arrastá-la para baixo. Mas se permanecermos próximos às figuras míticas, poderemos ver o desejo de Gaia e sua abertura como o solo de tudo isso.

Gaia nos esfomeia como mulheres e nos obceca com a inanição para nos remeter às profundezas. Gaia relembra o que parece o negativo da mãe Dosó-demetriana, o aspecto da mãe que sabe que perdeu sua fertilidade subterrânea, mas não como recuperá-la. Assim Gaia a defronta com inanições repetidas, compelindo-a para longe de uma relação ingênua com a matéria. Mas, a mulher ainda não se entregou ao reino imaginal que circunda as tiranias do alimento e do corpo. Ao contrário, encontramos a mulher faminta aparentemente rígida e sem reação. E por mais de um século, também os médicos, resistindo à mensagem de Gaia, têm tentado reviver a mulher faminta, aquecê-la, mantê-la na superfície, preencher suas curvas, fazer circular de novo seu sangue e leite.

Não, Gaia não deixa que ela seja curada. Mantê-la acima de tudo porque está sendo substancialmente alimentada pelo grão da terra não é o desejo da Mãe. Gaia sabe que, há muito tempo, a Mãe tem sido identificada com a lastimosa Deméter e conhece a literalização das coisas terrenas. Esse não é o desejo da Mãe; é até pecaminoso, mesmo porque a própria Gê-Deméter tem enjôos devido à flagrante fisicalidade de sua própria natureza.

Gaia está tentando recobrar o espírito ctônico que Hillman vê em Hades (oposto ao materialismo da mãe), mas que também está presente nela. Ela sabe que é, simultaneamente, material, terra maternal *e* o vazio ctônico, com seu espírito próprio, suas necessidades e padrões essenciais. Ela elegeu a mulher faminta para encenar seu desejo. Por muito tempo a Mãe tem estado excluída do mundo inferior, e ela está faminta — precisa ser alimentada com as sombras, anseia pelo alimento invisível da imaginação. Ela está farta das ingenuidades e fixações do mundo superior e faminta do mundo inferior e da fertilidade imaginativa.

Essa literalização e anseio são expressos por um grande número de mulheres através da obstinada domesticidade que, com freqüência, acompanha as obsessões de inanição. Vergadas pelo peso de coisas corporais e materiais, elas ficam tão sobrecarregadas pelo vazio da inanição de suas almas que mal conseguem sair da cama. A cultura diz: ela está deprimida, é agorafóbica. O vazio acumulado traz o "negrume" e paralisa-a: como Dosó-Deméter, ela sabe que perdeu alguma coisa, mas não sabe como recuperá-la; sabe que está faminta, mas não sabe como se alimentar; examina o número de calorias em toda parte, perdeu de vista a aparência e o gosto das coisas; ela, descontroladamente, repreende as crianças quando deixam cair chocolate no tapete.

Eventualmente, só uma encenação de raiva feroz ou de ambição desmedida (ela agora dirige o escritório com uma eficiência formidável) podem arrancar a mulher para fora de seu vazio sufocante. Agora sua fome fala a linguagem da atividade frenética. A cultura diz: ela está histérica, ela é uma megera. Em qualquer caso, sufocando em terra firme ou queimando nas chamas do inferno, ela está faminta, não foi alimentada pelas águas da alma, está vazia, não foi tocada ou estimulada pelo movimento da imaginação. Gaia, ao permitir que soframos nossa fome de modo tão espalhafatoso, parece estar anunciando que já está na hora de usarmos nossa sensibilidade para nos deixarmos encobrir pelas "ondas ocultas"[3] do mundo inferior, para sermos serenadas e nutridas enquanto carregamos tudo para cima novamente, em esforços criativos.

Então, a Mãe quer descer. Ela quer voltar a entrar no mundo inferior, outrora seu domínio legítimo. Ela quer que lembremos Hades como sua progênie. Assim, na organização doméstica de Gaia, a alimentação metafórica torna-se sagrada. A identificação da fêmea com alimento, emoção e reprodução se torna pecaminosa, e o ato de comer deve ser seguido de cerimônias purificadoras complicadas, para expelir os materiais nocivos. Para Gaia, a identificação exclusiva com a matéria literal é o crime.

As tiranias da mulher faminta servem como local imaginal para o mitema Deméter-Perséfone em nossa cultura. É a patologia servindo à busca da mãe presa a terra, sua filha do mundo inferior perdida, assim como o sofrimento e a cólera que acompanham esse devaneio. Nós vimos a anoréxica como uma mulher mortal sobre a terra, mostrando-nos a morte em vida (Perséfone em Deméter), e também como nutriz das figuras subterrâneas, refletindo a multiplicidade da alma e sua fertilidade invisível (Deméter em Perséfone). Mas nós a vimos ser raptada pela força tirânica de Hades, respondendo ao chamado da mãe Dosó-demetriana na cozinha para se fartar ou obcecar com detalhes sobre alimentos. Se aqui ela está encenando a jornada de Perséfone, há algo que emerge com clareza: para ela não é fácil a transição de baixo para cima e a volta para baixo. Ela esqueceu os rituais sagrados de Perséfone, que permitiriam uma transformação psicológica fluida. Pois o que vimos foi essa frágil donzela ser jogada de um lado para outro, entre um tirano compulsivo e uma mãe aflita-ferida e resistente. Começando com um sacrifício que permite à mãe vincular-se com sua "ambição não-realizada", a seu impulso invisível e força psíquica original, a mulher faminta acabou sendo apanhada na oposição viciosa entre os mundos superior e inferior.

Nisso ela reflete os problemas da cultura: a Mãe foi separada de Hades e o Pai ainda domina o reino do além. A mulher faminta se tornou a vítima dessa fenda — está aí para atravessá-la para nós, mas morre por causa disso. Recusando-se a manter o reino da Mãe ordeiramente compacto sobre a terra, com açucaradas amenidades "femininas", ela sucumbiu no limiar de uma perspectiva informada pela alma e pela morte, mas aí ficou presa. Em vez de conjugar os reinos da Mãe e do Pai, ela viveu os concretismos materiais de maneiras literalmente suicidas e atormentadas.

A morte e a enfermidade das mulheres famintas testemunham que a fenda profunda entre a identidade "feminina" do mundo superior materialista, e a "masculina", de realidades psíquicas inferiores, é tão extensa que Mãe e Pai podem não conseguir nunca conversar. A fenda também implica que o intercâmbio entre os dois será vivenciado como uma queda abissal, uma violação.[4]

Isso se reflete nas interpretações psicanalíticas da anorexia, que afirmam que o medo de comer da anoréxica decorre de identificar a alimentação com a fecundação oral. Uma dessas interpretações,[5] baseando-se em sonhos e fantasias de uma paciente anoréxica, discute a anorexia (e o que atualmente é chamado de bulimia) como um desejo de castrar o pai e dar o falo à mãe, para assegurar seu apoio e proteção. Comer é um ato simbólico para castração oral; vomitar e passar fome representam a repugnância por esse desejo. Alguns analistas declaram que esse desejo de emascular e desalojar o pai para agradar à mãe é uma tentativa da anoréxica de fortalecer o laço primário oral-dependente com a mãe. Ela volta a essa união primal passando o falo do pai para a mãe. Assim ela serve à revivificação dos poderes e propriedades procriativas da mãe.

Conseqüentemente, a filha anoréxica usa o falo para levar a mãe a um lugar primal, essencial, anterior à realidade diurna — embora a permeie. Esse retorno se relaciona com as descrições, na literatura, de mãe e filha como tendo uma natureza partenogenética.[6] A união primordial com a mãe refere-se ao local anterior ao nascimento, anterior à vida, ao lugar da morte essencial, onde a mulher se liga aos padrões e "vagas" que jazem sob o físico e o imediato, conectando-a uma força subterrânea.

Mas a imaginação freudiana concebe a relação com esse reino como a "vida *morta*"[7] da anoréxica, e a mãe em termos de transmissão do falo. Considera a independência e a força femininas só em termos de uma transferência do falo do pai. Esse ponto de vista nos lembra que a entrada no reino da morte, por mais de duzentos anos, tem sido feita por meio do falo e transmitido por ele.

Os psicanalistas são fixados no mesmo pensamento de oposição que captura e ata a mulher faminta. Não é no âmbito de suas pesquisas clínicas que o próprio corpo da mulher, seu alimento e fertilidade podem ligá-la às forças do mundo inferior. Seus aspectos materialistas são considerados inerentemente opostos aos mistérios do mundo inferior incorporados no falo, de modo que qualquer conexão entre os dois (mulher e mundo inferior) exigiria a captura e a posse do falo. Aqui é ignorada a semente oculta da romã e esquecido o clímax dos mistérios de Elêusis: quando Perséfone anunciava seu reinado sobre os mortos, era exibida uma espiga de trigo.[8]

Hoje, a fenda entre mulher e mundo inferior continua a devorar e possuir as mulheres. O ciclo inanição-empanturramento mostra a mulher tentando matizar ou fundir a mãe negra e o pai vermelho — mas esta não é uma conjunção criativa. O negrume é encenado com um calor que sugere o abrasamento que se segue às chamas: a compulsão fica feroz, e o que sobra é carbonizado. Seu corpo é queimado no fogo que consome, sobra apenas um esqueleto enegrecido.

A mulher faminta não percebeu como os reinos se interpenetram, como implicam um no outro, embora permaneçam distintos. O tempo todo vimos que em cada mulher faminta há alguém que, potencialmente, pode ser a mulher do limite, que pode vivenciar a dupla natureza do mundo superior e do mundo inferior. Mas, a superidentificação com as figuras psíquicas impede a interpenetração. Sua mensagem de que a morte sempre existe como metáfora em nossa vida é vivida como inanição literal. Sua mensagem de que a mãe pode se tornar nutriz das configurações subterrâneas é literalizada quando força a família a comer o jantar. A mulher faminta leva a mensagem de Gaia, mas literalmente a encena. É a postura de oposição e literal da mulher faminta (e da cultura) que precisa ser capturada pelas figuras psíquicas. Finalmente, ela se aproximou dessas figuras, mas, simultaneamente, adotou a resistência e o viés materialista da cultura, mantendo o abismo ativo. Ela precisa descer às regiões psíquicas: educá-la para esse percurso permitiria que a descida ocorresse através do corpo e não às expensas dele.

Como pode alguém guiar a mulher faminta à compreensão da mensagem e das implicações de suas compulsões? A fantasia psicanalítica nos conduz à castração original. Mas onde eles interpretam, nós não o faremos; em vez disso, ficaremos à escuta do som do mito, de suas ressonâncias. Então também saberemos de uma castração original, mas que não envolve a transmissão da semente do Pai, ao contrário, nos conduz à semente feminina.

Ouvimos dizer que até mesmo Gaia, certa vez, ficou oprimida por seu próprio materialismo e maternalismo. O primogênito de Gaia foi Urano, o céu estrelado, e através do intercurso noturno com ele ela deu à luz muitos filhos. Mas quando chegou a hora de parir os três filhos mais terríveis, aqueles que desde o começo foram detestados pelo pai, Urano empurrou-os de volta para dentro de Gaia.

Gaia, que "se lastimava interiormente por pressão/ ou dor", criou "o elemento sílex/ forjou com ele uma grande foice". Seu filho, "ousado-maquinador Cronos", concordou em ajudá-la em sua libertação "e a gigantesca Gaia/ regozijou-se muito em seu coração/ e tomou-o e escondeu-o para uma emboscada secreta/ e pôs em suas mãos/ a foice, afiada como dentes, e inculcou-lhe/ toda a aleivosia, e o enorme Urano chegou/ trazendo a noite consigo, e desejando/ amor abraçou Gaia e se deitou sobre ela/ estendendo-se/ inteiro, e de seu esconderijo o filho/ alcançou-o com sua mão esquerda/ e agarrou-o, e segurando na direita/ a enorme foice/ com sua longa lâmina afiada como dentes,/ balançou-a violentamente,/ e cortou o membro do próprio pai,/ e atirou-o atrás de si/ para cair em qualquer lugar".[9]

Quando Gaia ficou estufada até a borda com sua prole, fez uma foice de sílex e a utilizou para remover o peso de seu materialismo acumulado. A inteligência da Mãe e o uso criativo da foice de sílex permitiram que a massa se diferenciasse em deuses e titãs, que então foram colocados acima e abaixo da terra.[10]

Por conseguinte, a Mãe tem meios de se livrar do peso do materialismo. Ela tem sua própria arma e fonte de destruição. O utensílio para as colheitas, o instrumento para coletar grãos, tem outro gume. A mulher faminta conhecia, o tempo todo, o mistério da faca de cozinha — que ela pode ser usada para cozinhar e também para abater. A mãe que serve à estufada Gaia sabe que o implemento que a mantém presa à cozinha também lhe dá uma saída.

Esse movimento requer que se passe através das fixações e do negrume de Cronos[11], não ficar em torno dele. Cronos se relaciona ao "negrume" que toda mulher faminta herdou de sua mãe literal, em primeira instância. Cronos é aquele que "devora os próprios filhos, é a divindade que, através do tempo e da morte, faz com que 'aquilo que se transforma' volte à sua origem sem forma".[12] Para a mulher faminta — a literatura nos diz isso — e também para sua mãe, Cronos conseguiu penetrar e tem um dedo nisso tudo. A Mãe talvez tenha vivido Cronos literalmente, através de sua mordida, suas depressões e humores negros. Devemos ser gratas ao negrume de nossa mãe, pois ele finalmente nos arrastou para longe da brancura inocente da coqueteria de Poliana.

Mas a mulher faminta não foi educada, consciente e delicadamente, para atravessar esse inferno e demarcar as fronteiras e cores da alma. Ao contrário, tormentos infernais foram encenados como um drama externo do estômago. As mulheres famintas de hoje, leais às questões não respondidas de sua mãe,[13] estão uma geração mais próximas das forças desse mundo inferior, mas, em sua maioria, ficaram fixadas no negrume de Cronos, não foram capazes de usar a foice das avós para cortar através da escuridão e diferenciar os deuses.

Em vez de ser encenado literalmente, o negrume tem de ser trabalhado psicologicamente. Usamos a foice, que coloca os deuses em seu lugar psíquico próprio, através do diálogo com Cronos e atravessando sua escuridão. A menos que seja trabalhado psicologicamente, tecido em nossa tapeçaria psíquica, o negrume inclina-se muito facilmente para o vermelho, e essa oscilação entre rígidas fixações negras e compulsões vermelhas consome a mulher.[14]

Foices dividem e separam; a foice é um instrumento frio, de metal duro, que corta rápido. Como terapeutas e amigos, precisamos permitir que a mulher faminta tenha sua foice dura, o crescente feito de metal que faísca enquanto corta, permitir-lhe a frieza e que exponha os lugares antagônicos das suspeitas, ferimentos, ódios. Precisamos permitir que a foice fria e metálica seja seu instrumento, ou ela permanecerá virginal no sentido de ingênua e inocente. Uma terapia imaginal lhe daria sua separação, um fatiamento de seus desejos compulsivos e tiranias repetitivas, para que pudesse conter, refletir e situá-los, ao invés de *ser* eles. Colher através deles: sua possessão pelas formas tirânicas da alma prostram-na, forçam-na a rígidas repetições. Através de uma terapia imaginal, essas figuras possessoras seriam talhadas à parte do corpo e do alimento.

CAPÍTULO VII

TERAPIA IMAGINAL

A Semente Feminina

O que é a foice? Será a maneira da Mãe se desvencilhar das pressões e dores de seu materialismo limitado, seu modo de descer às profundezas psíquicas ligando-se à semente do mundo inferior? Quais são os meios de a Mãe de Todas as Coisas recuperar seu trono no mundo inferior? A imagem da Mãe com a foice nos leva de volta à "Mãe negativa", e através dela percebemos que o tirano está *dentro* da própria mãe. Só quando os mundos superior e inferior estão separados que a mãe-terra ferida-aflita e o tirano pernicioso são constelados como opostos. A foice significa que o mundo inferior não tem que se opor ou ser oposto, que o mundo inferior não precisa mais emergir através da possessão por um demoníaco Hades.

Assim, gostaríamos de saber como, através da força criativa de sua arma, a Mãe se relaciona daimonicamente[1] com o mundo inferior. A foice de Gaia libera, diferencia e materializa os deuses. É o instrumento de realização dos poderes psíquicos dentro do mundo material. O engajamento consciente com essas figuras pode ser revitalizante e nutriente, pode atravessar cortando a possessão "demoníaca", que até o momento tem sido o único meio de a mulher chegar a "conhecê-las".

Mas a mulher faminta tem medo de, conscientemente, render-se aos poderes psíquicos. Mesmo quando eles clamam muito alto com seus sintomas, ela resiste à mensagem. Com Dosó-Deméter, ela se agarra à perspectiva naturalista, para evitar o que parece a morte no despertar de sua própria alma. O que é exigido, quando o esqueleto violado emerge metaforicamente na sala de terapia, é a transformação psicológica, um despertar consciente para os poderes do mundo inferior que habitam o interior da vida. A leitura cuidadosa do mito de Deméter-Perséfone[2] pode nos ajudar aqui.

Vimos a escura rigidez demetriana e a resistência que acompanha a possessão abrasadora pela força tirânica. Embora ela desloque a mulher faminta para direções opostas (inanição-empanturramento), o literalismo em ambas as investidas é semelhante. Os opostos sempre se tocam. Para a mulher adquirir um corpo com alma, ambas devem ceder. A fixação material de Deméter deve se tornar conhecida também como imagem; as volatilidades e os desejos de Hades devem ser incorporados, precisam encontrar solo "legítimo". Essa rendição é menos uma fusão ou um equilíbrio do que assimilação de um pelo outro, uma absorção do outro sem que qualquer um dos dois se perca.

O mito descreve em detalhes essa rendição de Deméter/Hades. Nós deixamos Deméter no Poço da Virgem, em Elêusis, sentada com sua velhice, começando a se desligar de seus sentidos. Este é o início da "morte" de Deméter, o seu "morrer para o mundo". Sua consciência volta-se para dentro; no entanto, esse primeiro "voltar-se para longe do mundo externo é vivenciado como uma *nox profunda*".[3] Ela começa a haurir dos poderes internos, recompondo-se em sua velhice e, metaforicamente, sorvendo de sua virgindade, o antigo manancial impessoal. Como uma ama mais velha, ela entra na casa de Metanira com as quatro jovens. Este é o primeiro movimento para dentro, um modo de separação, uma contenção.

Esse manancial é profundo, mas também frio e escuro. Deméter está começando a haurir do poço do abismo psíquico. Temos aqui a "pausa" necessária para qualquer mudança das compulsões ou obsessões absorventes. A mulher faminta está só, murcha, vazia; ainda está fora de seu alcance arrebatar deliciosas comidas, mas, se fizer uma pausa, dentro do silêncio poderá ouvir as águas que se agitam em profundezas ignoradas. Deixem-na sentar-se no abraço de sua própria natureza feminina, úmida e não-familiar, ficar sentada com isso. Alguma coisa nova, com um plano, emergirá. As águas estão se movendo.

O movimento terapêutico para dentro de um recipiente para explorar o pesadelo é uma manifestação desse haurir do poço da virgem. Quando os homens se tornarem piratas, quando abundarem os tiranos, é o momento de uma retirada virginal. De preferência, o recipiente deve ser encerrado em casa com outras mulheres, nutridoras e doadoras. Esse é o primeiro movimento da mulher para fora da esfera pública, externa, para permanecer com sua própria frieza inerente, sua natureza aflita-ferida, ouvindo seus gritos ressoarem nas águas que brotam das cavidades profundas da terra. No vazio de sua própria tranqüilidade, as analogias psíquicas com a hiperatividade anteriormente vivida começarão a jorrar.

Terapeuticamente, esse afastamento corresponde a uma penetração na frieza inerente da mulher faminta, permitindo-lhe uma separação dos liames da vida, concedendo-lhe um quarto todo seu. Percebemos Deméter encenando essa separação quando ela entra no lar de Metanira. Sentada sobre a lã prateada, rígida em sua dor, recusando comida e bebida, ela espera, velada. Essa espera permite que retorne a ela um reflexo prateado de sua frieza. Ela está "consumindo-se de ansiedade pela filha/ em seu vestido modesto".[4] É precisamente nesse ponto que a maioria das mulheres famintas encena literalmente, recorre às compulsões e à hiperatividade para evitar o vazio implícito. É muito difícil ficar sentada com o próprio enregelamento, por trás de um véu preto, já que, afinal, é a ansiedade que revela, é ela que vai muito fundo. Deméter senta-se com ansiedade; um movimento virginal vindo de baixo ondula. A filha Iambe/Baubo[5] a encanta e diverte com histórias e gestos obscenos.[6]

Interessante aqui é a sugestão de que, com outras mulheres e com os guias femininos de nossa alma, podemos nos entregar aos mistérios do mundo inferior de modos menos consumidores, diretos e violadores. De mulher para mulher, podemos nos tranqüilizar na presença das figuras psíquicas que correm entre nós, que se movem através de nós. Podemos tomar conhecimento do mundo inferior num estilo intocado, virginal, mas que corre mais fundo, é mais verdadeiro para a morte daquele reino do que a encenação permitida pela maior parte da educação heterossexual. Precisamos encontrar nossas virgens ancestrais, as mulheres sábias e sagradas de nossa paisagem imaginal. Elas nos movem em direção à alma, elas nos fazem sorrir.

Deméter se submete e ri do humor provocante de Iambe/Baubo. A rigidez negra começa a se curvar perante o coração e o humor. Sua mandíbula se afrouxa, os olhos se acendem. Ela sabe recusar a doçura do vinho vermelho oferecido por Metanira e, em seu lugar, pedir água com cevada e menta.[7]

Quando a mulher faminta sorri, ela pode começar a brincar com suas companheiras e a conhecer e discriminar seu apetite. Percebe que uma assimilação direta do vinho, a bebida de Dioniso/Hades, não lhe convém. Ela sabe que essa seria uma assimilação muito brusca da força do mundo inferior. Tomá-la de maneira tão abrupta e destrutiva é análogo à captura perpetrada por Hades, o lado de baixo de seu rapto. Assim, é necessário que haja uma *educação* na alma, ao invés de descidas rápidas. Com humor, ela começa a livrar-se das cegas capturas e compulsões. O vinho não é a sua bebida, mas o é a cevada, grão da terra, com um toque de menta. Ela escolhe um nutriente mais suave, mais delicado. E pode se mover para a morte *através* da manutenção de seu próprio gosto.

Metanira reconhece que há um sangue incomum em Deméter e lhe oferece a criança, seu filho Demofom, para que cuide dele, confiando tudo o que tem a Deméter. Com seu hálito doce e ungüentos de ambrosia, Deméter começa a cuidar da criança. À noite, segura a criança sobre um fogo poderoso para torná-la imortal, como um deus. Metanira, espiando-a certa noite, vê isso. Solta um grito de dor: "Bebê Demofom/ a estrangeira/ esconde-o neste enorme fogo/ e me faz soluçar/ fazendo-me sofrer amarga dor". A resposta de Deméter é a fúria. Ela anuncia a Metanira que sua estupidez e cegueira impediram que seu filho ganhasse a imortalidade.[8]

Percebemos, com esse episódio, que o aspecto demetriano que está se movendo para fora da rígida postura do mundo superior tem que incendiar a criança, reduzi-la a chamas. No interior do vazio de sua própria alma, Deméter encontrou a fagulha do humor que inflamou a criança. Ela precisa ensinar a mãe impaciente que a criança deve conhecer o fogo daquilo que parece a morte para nós, para que esta possa ser digna. Ela tem que ensinar à outra pessoa o que antes não conseguia enxergar: que a criança não pode permanecer inocente na vida, que ela precisa penetrar os mistérios da morte ou da alma, o lugar que está além da vida. Deméter está mostrando a Metanira que a criança não é sua própria personalidade, não pode sê-lo se está para tornar-se íntima do fogo dos deuses.

Por meio dessa fagulha de um espírito-fogo, Dosó-Deméter está entrando na realidade psíquica, está vendo a criança através de um "olhar criticamente imaginal";[9] está largando sua postura literalista, transferindo-a para os deuses. Isso faz parte do que deve ser feito na educação da mulher faminta: queimar a criança, incendiá-la. O humor de Baubo não é brincalhão, com bolas de sabão e jogo amarelinha; ele é obsceno. Pôr fogo na delícia inocente das simplicidades terrenas; incendiar a imaginação com cada uma de suas soluções materiais.

Conhecer a criança como filha-do-fogo abrasa a existência "fronteiriça" da mulher faminta, assim como sua negação das regras cotidianas, sua abertura potencial para um mundo animado, para as figuras múltiplas num mundo brilhante de configurações imaginais (as "assustadoras imagens mentais" de Elsa, as presenças imaginais de Ellen, os "fenômenos fantasmáticos" das pacientes de Bruch). Talvez, para purificar a essência da criança, tenhamos de nos dirigir aos antigos lugares onde ela foi queimada, às antigas feridas, permitindo que as doenças da infância, os ferimentos e as inferioridades tornem a mulher faminta receptiva aos deuses em seu destino.

Uma vez tendo ensinado à outra mulher a conexão necessária com o fogo imortal, Deméter está pronta para seu altar, seus mistérios e uma nova forma de cólera tem o efeito de voltar a ligá-la à sua filha, o componente do mundo inferior. Sua ira e beleza agora têm uma força que está além dos limites e do escopo humanos. Ela anuncia que é a deusa Deméter. Ela se nomeia. Então, solicita que um enorme templo lhe seja construído, declarando que ali inaugurará os mistérios. Ao dizer isso, seu tamanho e forma mudam; a beleza e a fragrância tomam o lugar da velhice literal.

Em seu templo, Deméter continua afastada dos outros deuses, ainda saudosa da filha, mas agora seu anseio gera ação. Ela esconde a semente na terra. Zeus convoca-a, primeiro por intermédio da deusa Íris, depois de outros deuses, enviando-lhe lindos presentes para persuadi-la a voltar ao Olimpo, numa tentativa de impedir uma fome que poderá destruir todos os humanos. Deméter se recusa a voltar: "Ninguém/ foi capaz de persuadir/ sua mente e coração/ porque estava furiosa/ dentro de si/ e rejeitou/ a palavra deles/ com frieza./ Por isso, dizia/ que nunca mais/ colocaria seus pés/ no Olimpo perfumado,/ que não permitiria/ que os frutos da terra/ crescessem/ até que/ visse com seus próprios olhos/ o belo rosto/ de sua filha". Zeus então envia Hermes para preparar a conciliação, para ir buscar Perséfone no mundo inferior e trazê-la de volta à mãe.[10]

O templo de Deméter corresponde a um refúgio ainda mais distante das adesões ao mundo físico; agora ela está sendo guiada pelos mistérios de sua natureza sagrada. O morrer para o mundo manteve-a sentada com sua ansiedade, o que revelou o fogo em sua alma. Para que Deméter possa voltar a se ligar à filha, ela precisa se colocar em um templo, perceber que a tentativa de descobrir a essência de seu ferimento é sagrada. Agora a ansiedade torna-se uma forma de oração.

A fêmea também tem semente. O modo de a mulher se lembrar de sua conexão com o mundo inferior é permanecer próxima de sua semente; Deméter faz isso através de uma penetrante forma de cólera feminina. "Esconder a semente" não é uma forma de raiva destinada a erradicar o inimigo imediato, iniciar uma guerra ou erigir um sistema de defesa paranóico. Ao contrário, se relaciona com o sentar-se quieta e localizar no interior o poder, a força criativa da Mãe. Diz respeito a permanecer contida numa abertura para a beleza do mundo interior, para a profundidade da imaginação, sua semente.

Enquanto Deméter estava reativa e estéril junto ao poço, seu isolamento e entrega à casmurrice e ao espírito-fogo lhe deram força autônoma e fertilidade. Ela contém a si mesma quando esconde sua semente. Tranqüila por trás do véu negro, agora está em terreno sagrado; a semente está germinando. Ela está ativa; sabe o que quer; mantém-se firme. Seu negrume não é mais rígido e inerte; afrouxou-se, entregou-se, *mas não perdeu a firmeza*. Ao se render à alma ela é ativada no isolamento, e esse movimento interno tem um efeito externo.

Além disso, o aspecto demetriano reconhece que não pode fixar-se neste momento em lisonjas, promessas aduladoras ou presentes, mas deve esperar até que sua filha lhe seja devolvida. Até mesmo a mensageira Íris, a senhora do entre-mundos que cumpre as ordens de Zeus, uma transmissora de assuntos alheios, não a convence. Deméter passou por coisas demais para se deixar vencer por Íris; ela não vai obedecer ou mediar uma harmonia. A semente de Deméter continua escondida.

Quando Hermes conta a Hades que Deméter está isolada, sentada numa cólera terrível, escondendo a semente no chão, e afirma que Perséfone precisa ser devolvida, Hades obedece à ordem de Zeus, dizendo a Perséfone: "Vá,/ Perséfone,/ volte para sua mãe/ de véu negro,/ vá com o coração afável./ Não se desespere/ muito:/ é inútil./ Como marido/ não serei indigno de ti/ entre os deuses:/ sou o irmão de seu pai./ Zeus./ Quando você estiver aqui,/ reinará sobre tudo o que vive/ e se move,/ e receberá/ as maiores honras/ entre os deuses./ E haverá/ punição eterna/ para aqueles que agirem errado/ e que não apaziguarem seu coração/ piedosamente/ com sacrifícios/ e grandes oferendas". Enquanto Perséfone regozija-se com a perspectiva de reunir-se à mãe, Hades entrega-lhe uma semente de romã para comer, e assegurar seu retorno à terra dos mortos.[11]

O negrume encrustado em Deméter suavizou, tornando-a flexível e realmente sagrada, e esse sentimento de entrega acompanha as declarações de Hades a Perséfone, que indicam que as investidas compulsivas dele, sua luxúria libidinosa e captura desenfreada, de algum modo arrefeceram, mirraram, tornando-se mais assuntos do coração. Hades aqui está imaginando seu desejo. Já não está cego em seu desejo compulsivo, mas tecendo suas fantasias sobre um intercurso potencial. Sua imaginação contém seu desejo de forma a fixá-lo, desposá-lo, torná-lo mais lento e também mais sólido, firme.

Simultaneamente, as tiranias estão sendo domadas, num ajuste de contas: o ocultamento de Deméter é acompanhado da manutenção da semente da romã dentro de Perséfone. Como deusa, Deméter esconde a semente branca na superfície da terra, Perséfone engole a semente vermelha, que exige uma volta perene e um vínculo com o mundo inferior, como sua rainha.

As negras asperezas humanas de Deméter se afrouxaram e fluíram para dentro dos mistérios da alma. Ela se entregou à sua natureza interna sagrada, liberou o acabrunhamento de seu coração, baixou a criança ao fogo imortal que permeia as profundezas da imaginação que germina embaixo. Mas ela ainda está fria; movimenta-se dentro de seu próprio território, não se deixou manipular. Simultaneamente, a vermelhidão das inflamadas violações de Hades se solidificaram. Ele não busca e não provoca mais reações frenéticas e hiperativas. Agora a vermelhidão é digerida e, logo após, lentamente, sinaliza um lento retorno, uma corporificação dos verdadeiros mistérios, que Deméter, em seu ocultamento, havia penetrado.

Terapeuticamente, isso se relaciona com o encontro da imagem subjacente a cada um dos desejos e compulsões da mulher faminta. Todos os excessos — restrições e obsessões alimentares, ímpetos de furto, acessos de hiperatividade doméstica e outros — precisam ser imaginados. Quem está emboscado por trás de cada acesso? Qual a aparência da figura? Qual a mensagem na exigência? A força vermelha era muito pegajosa; ela a possuía muito prontamente. Tais possessões destacam-se no modo como a mulher faminta continuamente reflete os outros e, como uma tela em branco, transforma-se nesses outros, assim como estava tão ligada às compulsões. Ela tinha que engolir a semente vermelha, incorporá-la, mantê-la dentro de si. Terapeuticamente, isso significa que ela exerce uma imaginação ativa sobre as vivas forças vermelhas, percebendo as flamejantes figuras imaginais como formas da alma.

O muro de chamas vermelhas se transforma

Deméter saúda a filha com suprema alegria; diz-lhe que por ter comido o alimento do mundo inferior terá que voltar a Hades durante um terço das estações e passar os outros dois terços com ela, em cima. Aos poucos, seu coração pára de sofrer, e mãe e filha se dão e recebem felicidade. Surge então Hécate, com seu diadema brilhante, e desde então torna-se a companheira constante de Perséfone. Rea, em seguida, vai a Deméter, reiterando a decisão segundo a qual Perséfone passará um terço do ano no mundo inferior, e o restante do tempo com a mãe. Elas discutem o assunto nos campos de Rarion, férteis no passado, mas que nada mais produzem, pois esconderam a cevada branca por ordem de Deméter. Rea pede a Deméter que torne as searas produtivas para os humanos.

A união dos reinos de Hades e Deméter é expressa pela fruição dos campos de Rarion. Deméter imediatamente produz uma safra: toda a terra floresce e o próprio Rarion produz espigas maduras de milho. Deméter revela ao povo de Elêusis seus mistérios "que não se pode/ transgredir/ ou espreitar/ ou divulgar/ tão grande/ é a reverência/ pelos deuses/ que a língua se trava". E após Deméter ter realizado tudo isso, as duas deusas se dirigem ao Olimpo para ficarem na companhia dos outros deuses e deusas.[12]

A fertilidade de Rarion só acontece quando a jornada de Perséfone para a Mãe e sua volta é tramada no tecido de todas as coisas vivas. A semente vermelha, escondida e digerida pela fêmea, pode desabrochar, tornar-se colheita quando mãe e filha estão unidas.

A imagem da Mãe entrando no mundo inferior através de sua semente mostra uma outra consciência penetrando a mulher. De quem é essa consciência? Quem, durante todo o tempo, compreendeu o aspecto destrutivo da Mãe e percebeu que Deméter não se contrapõem? Nós já nos deparamos com ela: Hécate da lua crescente, companheira de Deméter e Perséfone, senhora das encruzilhadas, mensageira da alma.[13] A luz de Hécate ajudou Deméter a localizar a filha perdida e ela esteve presente na alegre reunião. Hécate tem a antiga capacidade de Gaia, de acesso simultâneo à matéria e à imagem, aos mundos superior e inferior, Mãe ligada à pulsação erótica que subjaz e permeia todas as coisas materiais. Hécate compreendeu sempre que a mulher esquelética emana do reino da essência, transformando e permitindo que o mundo material cintile, plenamente animado. Hécate sabe segui-la e não alimentá-la à força.

É difícil para a mulher faminta obter uma perspectiva de sua própria rigidez quebradiça e tirania interna, e descobrir, para seus desejos, uma perspectiva imaginal (hecateana) de preferência à literal. Um exemplo dessa luta é a bulímica Helen, que vomitava após lautas refeições compulsivamente devoradas e ficava olhando tudo o que havia comido. E mais, ela se via continuamente envolvida em situações tiranizadoras com homens poderosamente dinâmicos e controladores: amantes frios, ciumentos e emocionalmente fechados, assim como companheiros de trabalho sedutores e manipuladores. O trecho do sonho seguinte ocorreu quando ela se encontrava em Nova York participando de um seminário de dia inteiro na Alimente-se (uma organização para a anorexia e distúrbios alimentares). Thomas é um colega com o qual ela estava então lutando para se afirmar devido a seus avanços dominadores e sedutores enquanto trabalhavam. Eis o trecho do sonho:

> Depois de ter passado o dia todo no seminário da Alimente-se, fui até um bar-café, encontrei alguns membros de meu grupo de trabalho, Penny e Alice, e então me dirigi a uma cadeira vazia ao lado de Alice, para tentar fazer as pazes (por causa de Thomas) e enquanto me sentava olhei em volta; Thomas estava sentado ao lado de Penny e diante de Alice. Ele me lançou um olhar penetrante e disse: "Olá, como vai?". Retribuí o olhar e quis ir embora. Minha amiga Susan veio até a mesa. Eu me levantei para acompanhá-la até a saída, perguntando se havia utilizado as entradas para Al Jarreau que eu lhe havia enviado. Então fui procurar meus sapatos num outro edifício. Voltei ao bar e um amigo me apresentou um de seus amigos. Sentei-me ao lado deste último numa cadeira do amor ; ele estava bem perto de mim. Fiz um comentário sobre a espaço que ele estava me dando e me levantei para partir. Encontrei-me então num hospital com um homem. Deram-nos um bebê para cuidar durante a folga da enfermeira. O bebê tinha dificuldade para respirar. Nós o colocamos de bruços no carrinho. Ele continuava com dificuldade para respirar, e então o pegamos no colo e o alimentamos. Ele estava com problemas sérios. Por isso peguei o bebê no colo e apliquei-lhe umas palmadinhas nas costas. Nenhum sucesso; então conseguimos encontrar uma enfermeira pelo interfone, e ela chamou um médico, dizendo que era uma emergência, que um bebê havia parado de respirar. Eu estava me sentindo muito responsável porque nós o tínhamos alimentado. O médico finalmente chegou. Nós então saímos andando. Fazia frio e nevava. O rapaz me disse para aproveitar o frio e me divertir. Assim, ele colocou um par de esquis em mim e eu esquiei colina abaixo, rindo e caindo. Então ele levou os esquis para cima do declive para experimentá-los.

O sonho sugere que quando Helen tenta retificar (em certo sentido, caiar) o caso Thomas, ele fica diante dela, olhar penetrante. Ela não consegue escapar; ele quer dialogar com ela. Olhar fixamente é o mesmo que cravar os olhos com ferocidade ou raiva, e isso é representado por uma luz forte, ofuscante (reflexo brilhante), como a do sol no gelo. O olhar penetrante tem uma centelha que conota frieza e dureza. O olhar penetrante de Thomas reflete o de Helen ("Ele me lançou um olhar penetrante e disse 'Olá, como vai?'. Retribuí o olhar e quis ir embora."); ela aqui está tentando abandonar esse olhar fixo dos dois, abandonar a centelha, assim como a borda do gelo. No lugar frio e duro de *ambas* as situações, tanto de estar sob o olhar penetrante de Thomas quanto querer se afastar dele (a defesa contra seu próprio olhar penetrante), há aspectos associados:

(a) "Minha amiga Susan veio até a mesa. Eu me levantei para acompanhá-la até a saída, perguntando se havia utilizado as entradas para Al Jarreau que eu lhe havia enviado. Então fui procurar meus sapatos num outro prédio."

Helen descreve Susan como uma pessoa um tanto tagarela e sociável. Susan chega e Helen vai embora com esta amiga extrovertida, risonha, conversando a respeito das entradas que lhe dera. Helen tenta fazer vista grossa, suavizar, embrulhar supergenerosamente o olhar penetrante de Thomas com essa expressão unilateral amigável de oferenda-doação. Para evitar o olhar penetrante, ela distribui (isto é, sustenta) os aspectos tagarela e superficial. Evidentemente, por baixo da extroversão loquaz e sociável de Helen está enterrado o olhar penetrante que foi evitado, descartado e que busca atenção. O sonho nos diz para enxergar através do aspecto exterior esfuziante de Helen e localizar o olhar penetrante que está esperando no interior. Da mesma forma, percebemos que sociabilidade e doação ocorrem quando está sem sapatos; elas não têm chão, sob os pés; eles estão expostos, leves, não em terra.

(b) "Voltei ao bar e um amigo me apresentou a um de seus amigos. Sentei-me perto deste último numa cadeira do amor; ele estava bem perto de mim. Fiz um comentário sobre o espaço que ele estava me dando e me levantei para partir."

Ela "encena" a frieza. Ao projetar calor num estranho, ela desloca o frio para ele. Quando se encontra no lugar do olhar penetrante de Thomas, ela distribui sua frieza e dureza, não consegue se sentar com ela. Uma cadeira do amor é um lugar de sustentar e conter os sentimentos emocionais sem uma encenação sexual, um lugar para se sentar lado a lado, de maneira a impedir a fusão simbiótica ou o distanciamento defensivo. É duro se sentar com um estranho no lugar do olhar penetrante de Thomas. Temerosa de ser encerrada nele, ou esmagada, ela vai embora com uma aguilhoada sarcástica e uma acusação não muito bem justificada. A frieza é colocada como um meio de se proteger quando não consegue manter seu próprio assento, ficar fixada no chão; a frieza parece deslocada, uma "encenação" que não lhe serve. Se o estranho *fosse* muito indulgente no assento do amor e se o frio constituísse mais uma parte inerente à sua natureza, sua aguilhoada teria feito com que *ele* se levantasse.

(c) "Encontrei-me então num hospital com um homem. Deram-nos um bebê para cuidar durante a folga da enfermeira. O bebê tinha dificuldade para respirar. Nós o colocamos de bruços no carrinho. Ele continuava com dificuldade para respirar, e então o pegamos no colo e o alimentamos. Ele estava com sérios problemas. Por isso peguei o bebê no colo e apliquei-lhe umas palmadinhas nas costas."

Helen participa da alimentação do bebê que tem problemas respiratórios. A conexão entre os pulmões e a alma, pulmões e "doenças do amor" é documentada por Homero e, em sua forma moderna, por Onians.[14] O sonho aqui está nos contando como Helen utiliza *soluções materiais* para dificuldades da alma e do amor. Ela age materialmente para solucionar dificuldades imateriais e essenciais. Assim, encarar o olhar penetrante acarretaria viver no interior do bloqueio da alma, em vez de tentar solucioná-lo em termos materiais; para evitar o olhar penetrante ela se empanturra de comida. Usa o alimento literal e o contato físico (dar palmadinhas) para obstruir e pôr fim à enfermidade da alma, ao invés de ir ao encontro da respiração em seu próprio nível.

(d) "Nenhum sucesso; então conseguimos encontrar uma enfermeira pelo interfone, e ela chamou um médico, dizendo que era uma emergência, que um bebê havia parado de respirar. Eu estava me sentindo muito responsável porque nós o tínhamos alimentado. O médico finalmente chegou."

Não há nenhuma enfermeira à vista (a criança lhes é dada quando a enfermeira está de folga); Helen não foi capaz de assumir o lugar da enfermeira (isto é, de usar uma ligação mais intuitiva, psíquica, até rítmica e instintiva, com o bebê). Em vez de se submeter e confiar em seus instintos de nutrição, ela liga para a enfermeira para que esta convoque o médico: outra solução material e externa para o problema respiratório. Ela se dirige à autoridade última, em vez de acalentar com seu alento. (O hálito doce de Deméter que nutre Demofom não está presente.)[15]

(e) "Nós então saímos andando. Fazia frio e nevava. O rapaz me disse para aproveitar o frio e me divertir. Assim, ele colocou um par de esquis em mim e eu esquiei colina abaixo, rindo e caindo. Então ele levou os esquis para cima do declive para experimentá-los."

Sua quinta evasão do olhar penetrante é transformar o frio em diversão.[16] A pessoa que torna o frio divertido para si é também aquela que alimentou o bebê. A neve está muito macia e fofa; a ondulação do riso é muito forçada. De novo, percebemos risadinhas externas encobrindo a borda granulosa.

Por razões que só a grande Gaia conhece, Helen é solicitada, no caso Thomas, a encarar e encontrar uma figura da alma brutalmente penetrante e áspera. Percebemos a dificuldade de Helen para encontrar o olhar penetrante e permitir que *ele se transforme*. No momento em que encontra o gelo dentro do olhar penetrante ela utiliza a frieza (para se levantar da cadeira do amor) ou o substitui pelo floco branco. A borda sumiu; a neve não é gelada ou granulosa. Eles brincam ruidosamente. De modo que tudo volta ao começo, simbiose com a mãe terra, os filhos apinhados dentro do amplo ventre de Gaia. O Thomas demoníaco, com seu olhar penetrante, por conseguinte, tem que esperar até poder reemergir através de sintomas.

Enquanto isso, Helen faz uso de sua solução básica no ciclo inanição-empanturramento-vômito; esse é seu modo de encenar as compulsões de Thomas, assim como sua resistência literal em se deixar penetrar por qualquer dessas mensagens da alma. Terapeuticamente, como ilustra o mitema Deméter-Perséfone, a tentativa seria de ajudar a mulher a conhecer Hécate como nutriz da alma, aquela que se entrega para ir ao encontro do problema respiratório, mais no seu próprio nível, interiorizando a imagem em cada uma de suas soluções materiais, isolando a frieza no olhar penetrante, permitindo que eduque, produza e transforme por sua própria conta. Desse modo, as figuras psíquicas podem finalmente ser separadas de suas exclusivas possessões corporais.

Essa abertura do olho e do ouvido interno da mulher faminta para o cenário imaginal é difícil, sem dúvida, devido à sua contínua literalização da comida. Ela quer encenar, tornar-se o esqueleto frio e quebradiço, localizar tudo compulsivamente no corpo; dessa posição, as imagens devem parecer intangíveis, disparatadas. Mesmo para aquelas imaginativas, os primeiros anos de poesia e personificação foram camuflados e ludibriados pela doença negro-vermelha que as mantém encenando e obcecadas pelo alimento.

O que ajuda nesse processo é dar à mulher assento num velo de prata, como Iambe fez com Dosó-Deméter, um lugar para ficar fechada e sentir a ferida no isolamento, o poço de seu sofrimento. Isso requer paciência e persistência, como Hécate. Durante bastante tempo, Helen, em terapia comigo e começando a se abrir para uma realidade imaginal, enxergava tudo cinza — uma enfadonha névoa cinza numa terra úmida, uma árvore isolada à vista; nenhum som ou aroma, nenhuma pessoa por lá. Nós permanecemos com a névoa cinza durante mais ou menos um mês. Nada se movia; fomos pacientes. Ocasionalmente, havia uma imagem acompanhante, a de um homenzinho empertigado que se sentava no topo da cabeça de Helen, às vezes se aventurando a descer até seu estômago com ela. Lágrimas rolavam quando ela descrevia o que observavam ali: mãos apertando, apossando-se e puxando seu estômago. Não havia sons ou vozes, mas as lágrimas eram o começo de um umedecimento e soltura, as primeiras palavras de um coração enferrujado.

Enquanto isso, a análise de sonhos continuava, incluindo o sonho anteriormente discutido, e nós líamos imaginativamente os acontecimentos de sua vida, como um sonho, abrindo-nos para a perspectiva na qual cada evento começava a ressoar com um significado metafórico[17] (queimando a criança).

Finalmente, a foice de sílex golpeava, e uma fagulha aparecia quando a uma sessão ela levava ódio e frustração. Um cenário compulsivo a mais, um outro relacionamento rompido, e isso era *sentido*, não camuflado, caiado. Esse lugar de ódio e frustração era o mesmo que, segundo ela, precedia o ciclo empanturramento-inanição e aquilo que esse ciclo temporariamente apaziguava.

Perguntada sobre o que enxergava com o olhar interno (arrancando-se das adesões aos eventos cotidianos), ela respondeu: "Uma parede de vermelho". Ela estava ali para bloqueá-la; ela queria "atravessá-la" ou "fazer alguma coisa com ela". Isso (sugeri) é o que faz com que a parede queira bloqueá-la; deixe-a continuar o que quer que esteja fazendo. Helen afirma que ela não se move na sua direção; ela é muito irada. Sugiro que a parede não é mais inflexível ou teimosa do que ela tem sido com a parede, e que a deixe continuar o que quer que esteja fazendo. O resultado foi o trecho de "imaginação ativa" que se segue:[18]

> O muro vermelho agora está encimado por chamas ativas e que se movem. Neste momento, estou em cima delas, e elas me carregam como se fossem água. Essas chamas me carregam para o "ponto focal", um ponto distante. Elas me levam para um grande castelo de pedra, que é frio, úmido e resistente. É uma fortaleza, um lindo e isolado lugar com um fosso ao redor. Estou dentro agora, o assoalho é frio e úmido, está completamente despido, com musgo cinza-esverdeado em todas as pedras. Estou parada sob um arco de onde se avista uma passagem elevada, cinza, que conduz a uma outra parte do castelo. Perto de mim há uma pequena passarela, por sobre a qual posso olhar, e vejo uma ladeira íngreme, com pedras e árvores mirradas. Caminho por essa passarela, dirigindo-me para a parte principal do castelo, e subo os quatro degraus da entrada que me conduzem a uma ampla sala aberta, de pedra, vazia e linda. Ali há uma lareira apagada, não está em uso. A sala toda é escura, úmida. Do outro lado há uma escada que conduz ao andar de cima — subo, e do balcão olho para baixo, apoiando-me na balaustrada, fitando a lareira e as pedras da sala. A frustração anterior sumiu, sinto-me mais calma agora. Fico esperando durante algum tempo. Então começo a imaginar que a sala está cheia de gente usando *smokings* e vestidos longos, dançando ao som de música barroca; ouço uma harpa tocando; há muita comida e bebida. Estou usando um vestido de noite longo de cetim branco e sapatos da mesma cor e tecido, mas não estou acompanhada. Desço a escadaria e danço com vários homens. Dois dentre eles se destacam. O primeiro tem cabelos muito escuros e bigode preto, é alto, os olhos são escuros, usa uma camisa branca sob o *smoking* preto; tem mãos grandes, boa altura e seu nome é Philip. O outro homem tem cabelos louros, sujos, é mais baixo, tem ombros largos, está vestido com um *summer*. É Andrew; tem olhos azuis e pele clara. Philip é um pouco mais rígido, frio e formal, ainda assim interessante. Ele não está à vontade, é bastante lacônico, escolhe as palavras cuidadosamente; não sorri muito nem conta piadas, discute principalmente suas viagens. Andrew é caloroso e sorridente, a maior parte do tempo está dando risada ou contando piadas; é muito divertido e charmoso, de fácil

convívio; nós "dançamos como num turbilhão". Uma amiga, Sharon, está na festa e usa um vestido mais escuro do que o meu. Podemos nos comunicar sem falar. Sharon dança com Philip enquanto danço com Andrew. Estamos todos muito ocupados para comer. Andrew está me contando histórias engraçadas de sua vida, estamos rindo.

O primeiro impulso é fazer alguma coisa com o vermelho. Quando ele mais nos possui, quando nos sacode e arremessa em nossos acessos de compulsão, confusão e ódio, nós desejamos muito fazer alguma coisa com ele ou, de algum modo, nos livrarmos dele (em vez de enxergar através dele ou permitir que ele tome forma). Isso se soma à frustração e torna-se autodestrutivo. A resistência de Deméter às chamas do mundo inferior acompanha sua paralisia e negrume autodestrutivo, até que ela se retira e se entrega ao humor subterrâneo de Iambe/Baubo. Essa mulher também deve se retirar dos acontecimentos literais, externos, do mundo, se entregar à vermelhidão, encará-la de modo a permitir que ela se transforme e a eduque.

O castelo resistente e o frio coexistem como uma parte das chamas móveis. De algum modo, encarar o vermelho leva a pessoa a se fechar numa sólida fortaleza de umidade. Há muita pedra nesse lugar, pedras que produzem somente musgo, ladeiras íngremes e árvores mirradas; a lareira está escura. Realmente, esse momento é o cerne da *nox profunda*: Deméter ao lado do poço, o lugar vazio, úmido e frio, a fenda temida por toda mulher que usa alimento literal para preenchê-la. Ao invés de sair correndo desse lugar, a mulher agora faz uma pausa. Ela permanece dentro das profundezas de sua fortaleza fria, e na umidade fria e oca há calma. Ela está em cima, no balcão, mas é parte do cenário e fica perante a lareira e a sala de pedra. Ela está totalmente imóvel, de tal modo que permite que uma luz interna se expanda e encha a sala. Deméter ri, engole a bebida de cevada com uma leve pitada de menta; ela está segurando Demofom na chama. Depois de segurar a criança-fogo, ela se inflama em sagrada beleza e, no templo, tem a semente dentro de si. A mulher está no balcão, fixando a lareira fria e as pedras da sala. Nesse olhar, um jorro de imagens se corporifica: o fogo brilha na lareira, aquecendo os elegantes dançarinos, as cores rodopiam ao som das cordas delicadas da harpa, acompanhando a queda do seu vestido longo, de cetim branco.

Talvez este seja "o movimento descendente que anuncia uma nova visão das coisas", um "instante", na linguagem de Corbin, "de *ta'wil*, aquela alteração na mente que nos permite vivenciar o mundo sensível da percepção por meio do mundo imaginal".[19] Ela está começando agora a enxergar as coisas "primeiro através de uma imaginação prateada, uma exegese dos eventos que os conduz a seus encaixes psíquicos".[20]

O macio cetim branco produz novos (ainda que antigos) parceiros de dança. Temos um homem moreno, formal, e um outro sorridente, mais claro. Terapeuticamente, neste ponto, somos cautelosos. O que impedirá esse vestido de cetim branco de caiar a umidade do musgo do castelo e a dureza da pedra? O que impede que o riso de Andrew transforme a neve num floco fofo? Mas, se observarmos de perto, o lampejo tem sua própria borda dura e o cetim branco, suas próprias sombras, concedendo às imagens um corpo com atrito que moverá a mulher, não será meramente usado por ela.

Observamos que o humor de Andrew contém uma certa sedução e acompanha a escolha de palavras precisas e meticulosas de Philip, sua formalidade e rigidez, assim como a fala dentro do silêncio da mulher companheira escura. Tudo isso preserva o gume. E todas essas qualidades requerem uma cuidadosa e ativa permutação psíquica.[21] É preciso manter o fogo aceso na lareira; o terapeuta tem de aumentar o calor para continuar dançando com as figuras noite afora. A mulher precisa se agarrar às presenças de Philip, Andrew e da amiga escura, mantê-los por perto, ouvir o que dizem, ver o que eles mobilizam.

A deusa Deméter senta-se no templo, com a semente branca escondida no solo. No movimento da dança, a mulher é mantida suficientemente parada para que a semente escondida comece a germinar. Quando se familiariza com Andrew e Philip, "caminha muito acima deles",[22] ela está se libertando ao se abaixar e se entregar ao mundo imaginal. É para isso que suas compulsões e defesas restritivas a estavam chamando.

Uma perspectiva hecateana. Hécate, como nutriz, significa aqui ajudar a mulher a colocar-se perto do vazio (fortaleza úmida) e permanecer dentro dele como num templo de sombras. Uma consciência hecateana iluminaria as figuras, assim a mulher poderia conhecê-las através de seu coração, ao invés de se identificar tão concretamente com elas[23] ou encená-las em cenários repetitivos com pessoas reais. Isso significa deixar essas "vozes internas" falarem, dar-lhes forma, localizá-las, relacionar-se com elas. Cada figura surge com suas próprias demandas e solicitações. A mulher terá de encontrar meios de trazê-las para o mundo, corporificar seus desejos. Hora de encarar e dançar com a frieza de Philip: este é o único caminho para as profundezas psíquicas geladas onde nos tornamos companheiras da beleza psíquica da esposa do Hades vermelho, da própria Perséfone, Rainha da Destruição.

CAPÍTULO VIII

DAIMON MULHER DE GELO MULHER CADELA

Relembrando, Ellen West era assediada por figuras misteriosas específicas. Tivesse ela sido educada para cultivar uma perspectiva imaginal, para atravessar o terreno do mundo inferior que a convocava, poderia ter gerado e nutrido o Rei-do-Mar, o Deus-Pai, a Mulher Gloriosa e também o Homem Armado. Binswanger teria utilizado esse processo no delineamento dessas figuras psíquicas, permitindo que adquirissem plena textura e voz para se revelarem, explorando sua relação com ela, o que queriam dela. Quando não estavam distantes o bastante para inspirá-la através do que se tornou sua poesia, elas a esmagavam e se manifestavam em sua gula compulsiva e restrição alimentar.[1]

Ellen conhecia as figuras e as vozes principalmente como espíritos maus e demoníacos; ficamos cogitando como elas poderiam tê-la servido melhor como anjos guardiães, *daimones*.[2] Tivesse ela se rendido às mensagens dessas figuras, poderia ter conseguido um distanciamento suficiente para começar a enxergar as várias presenças em suas ações cotidianas. Terapeuticamente, esse distanciamento se relaciona com um delineamento: personificar e finalmente se engajar em formas de "imaginação ativa". Isso, por sua vez, se vincula a um diálogo com essas figuras, a absorção de suas vinganças e seus consolos, odiando-as, amando-as, concedendo-lhes seus desejos, sonhos, medos e (principalmente) compulsões.

Ellen se movia muito rapidamente da *ansiedade* (mostrando-lhe o lugar das presenças psíquicas) para a *fome* (por comida literal).[3] Em vez de devorar ou fugir dos doces, a mulher precisa parar; para poder construir um templo para os *daimones*, ela precisa cortar, talhar sua gula por alimentos externos, sentando-se e sentindo plenamente a ansiedade. Precisa se sentar no interior da gula. Na fenda de seu próprio abismo voraz e sem fundo, ela pode começar a ver imagens pulsando através de seus ardentes desejos. Ela começa a ter sensações e a sentir as figuras psíquicas autônomas de seu coração desejoso, pode até dançar com elas.

Encenar, explicar e observar as figuras imaginais não é o caminho; as figuras da alma não respondem às nossas restrições mentais. Observar não é o mesmo que encarar; explicar não é o mesmo que dançar. A classificação redutiva não é a saída: é nomear. Deméter se nomeia quando está no templo. Deixar que as figuras se nomeiem equivale ao instante em que essa mulher, tão sensível à psique dos outros, começa a se autonomear.[4]

Ellen West nunca foi capaz de perceber que as figuras psíquicas *eram* seu alimento, alimento metafórico, semente escondida. Todo seu controle e desejo permaneceram vinculados ao alimento externo, e este vínculo drenou sua fertilidade imaginal. O único modo de a mulher faminta elaborar sua relação compulsiva-inibidora com o alimento é pela educação no trabalho com o imaginal, tal como ele se apresenta a ela através do alimento.

Esse trabalho terapêutico exime as figuras psíquicas de terem de se literalizar nos sintomas ou nas relações pessoais (com a mãe, um homem ou o terapeuta). Especificamente, essa personificação liberta a mulher das complicações com a mãe pessoal, a quem ela teve de se agarrar para se lembrar dos desejos da Mãe original. Esse engajamento psíquico permite, tanto à mulher faminta quanto à sua mãe pessoal, uma pausa para respirar, e permite também o distanciamento que os médicos têm tentado obter pelo isolamento literal.[5]

O fato de ela ser impulsionada para e pelo alimento em toda parte, conduzindo seu corpo de maneiras inexoráveis, de confiar em intermináveis tabelas, dietas e escalas, combinado com seu infindável empaturramento e vômito, demonstra que a mulher também tem "fogo", um aspecto combustível ao qual os alquimistas se referiam como súlfur.[6] Encontrado em abundância nas regiões vulcânicas, essa substância, também conhecida como enxofre, representa o espírito do fogo.[7] A mulher está vivenciando as chamas subterrâneas dramática e autodestrutivamente, na dependência da casa que lhe é mais familiar: a cozinha.

Ao menos nessa patologia alimentar vemos a tentativa, por parte da mulher, de lutar com o lado sulfúrico, a vermelhidão de sua natureza mais apaixonada. Em séculos passados ela vivenciou isso de modo sofrido, nas escapulidas do homem ou como um desvio influenciado por maneiras masculinas de provocar a combustão. Essa patologia alimentar representa a luta da mulher com o súlfur, numa paisagem que lhe é própria: alimento, corpo e reprodução. O súlfur enfurecido possui a mulher faminta até o amargo fim ou até que o desabrochar de uma perspectiva inferior vire-a pelo avesso.

O que está sendo elaborado aqui é o despertar feminino para a própria força sulfúrica e a necessidade de se permitir um distanciamento para que essa se modele e forme criativamente: seu súlfur — desejos, vitalidades, ardências — "a força que através do detonador verde impele a flor"[8] — seu olhar penetrante. Isso é o que a Mãe lhe pede para localizar. Nós assistimos a essa localização e nomeação do lado sulfúrico, permitindo à mulher a distância para se sentar sozinha e deixar o rubor tomar forma enquanto sente seus desejos, como o muro vermelho de Helen. Essa pausa põe fim à dramática e compulsiva encenação do aspecto sulfúrico[9] em termos de alimento e corpo, e começamos a explorar o súlfur como imagem.

Convocar o súlfur imaginalmente significa voltar ao local onde a comida está "viva" e é potencialmente venenosa e perigosa. Recordemos que uma animação invisível do alimento move a anoréxica, alimenta-a e impele-a. O alimento conduz o tirano, a presença psíquica destrutiva, distribuidora-da-morte. As presenças que aparecem nos e através dos alimentos precisam ser digeridas, não vomitadas.

Assim, permitimos que a comida permaneça viva, para voltar aos vivos: a matéria animada, o alimento impregnado de alma. Permitimos que ele lance suas forças venenosas num olhar penetrante. Quem está tomando forma? O homem vermelho? Leopardo? O chefe? O homem armado? Como a mulher faminta se relaciona com essa figura? É interessante, senão desconcertante, perceber com que freqüência esse lado sulfúrico de poder e vitalidade é representado sob a forma masculina (mesmo em mulheres identificadas com o feminino que alteraram culturalmente suas obrigações de gênero). Como os homens externamente encenaram aspectos sulfúricos durante milhares de anos — e o cultivaram particularmente pelos esportes, guerra, governo — não é de surpreender que, nos reservatórios de nossa memória, o sulfúr seja imaginado como homem. Conforme nos abrirmos para o panorama da imaginação feminina, poderemos nos relacionar com o súlfur de maneiras compatíveis com sua natureza inerente[10] (do Hades Vermelho à semente de romã dentro de si).

O processo terapêutico envolve o delineamento do aspecto fogo, que exige vingança através do alimento. Precisamos nomeá-lo, descobrir sua textura e contexto. E mais, precisamos estar cônscios de sua tendência a se imiscuir nos assuntos humanos. Quando Deméter estava começando a se empenhar naquilo que se tornaria um espírito-fogo imortal, um *daimon*-do-súlfur, Metanira interferiu, com medos cotidianos e pessoais.

Essa interferência nos lembra como é fácil identificar o aspecto fogo que desperta com o homem, e vivê-lo demasiado pessoal e subjetivamente em termos emocionais (servindo um tirano real, por exemplo; ou, terapeuticamente, trabalhando exclusivamente tais relacionamentos). Abandonar nosso solo para conhecer o súlfur em suas manifestações comuns não é o caminho para a força de nossa calorosa natureza interior. Em vez disso, a mulher é consumida; fica sem corpo, sem sua lareira para conter e modelar a chama. Isso conduz a ambições descorporificadas ou compulsões tirânicas.

Deméter manteve seu próprio terreno, insistiu em sua própria bebida de cereal, quando se envolveu com o espírito-fogo. Como terapeutas, temos que nos lembrar de que templo precisa ser erigido para a pessoa que está se abrindo para a presença psíquica interior e, particularmente, para os lados sulfúricos. O súlfur é encontrado no mundo e em todas as coisas vivas[11], e ele volta muito depressa para o mundo, sem ser contido, digerido.[12] Ele se incendeia quando aderimos ao objeto de nosso desejo.

O súlfur atrai e possui a mulher com suas obsessões e compulsões em torno do alimento literal. Seus desejos e combustões aderem ao alimento (em conseqüência, ela os perde). Seu desejo incessante de *possuir* o alimento tem sido tudo o que incandesce o mundo, impedindo-a de conhecer a centelha daquilo que torna o alimento desejável.

Deméter está em seu templo quando Hades e Perséfone "se casam". Perséfone digere a semente vermelha que lhe dá o governo do mundo inferior. Engolir a semente mostra que Perséfone tem seu próprio súlfur vermelho, sua natureza interior quente. A digestão é uma garantia contra sua consumpção pelas flamejantes tiranias "externas"; demonstra que ela pode conter o vermelho, sem ser possuída por ele. Ela pode conduzi-lo para cima e para fora do terreno da Mãe — e retornar. A fêmea deve "se casar" com o súlfur, digerindo-o, contendo-o em seu interior, para que ele circule internamente pelo sangue e o coração; então ela poderá comprometer-se com ele no mundo e através dele.

Essa digestão impõe suficiente distância e delineamento do vermelho para que se possa engoli-lo. O que por seu lado facilita essa distância e esse delineamento, esse conter em si a semente vermelha, é o Som Doce e o Ódio.[13]

Clínicos e médicos descrevem como muitas de suas pacientes famintas ouvem vozes interiores. Nem todas essas vozes são exigentes ou difamadoras; algumas são melodiosas, confortadoras, requintadas. Ficamos imaginando que a Gloriosa Mulher de Ellen tinha uma voz doce, encantadora. Esse tipo de som conduz a mulher para suas companheiras-de-alma, que podem assisti-la na jornada pelo mundo inferior, que não precisa ser um Inferno.

As sereias, com suas liras e flautas, eram companheiras e servas da Deusa do Mundo Inferior. Elas atraíam os viajantes até Perséfone com os "doces tons de sua música e canção".[14] Esses sons não são doces no sentido de serem inocentes; eles não defendem contra as realidades inferiores. São modos sedutores de ser convidado para uma perspectiva do mundo inferior; se a mulher se abrir para os "sons de seu ouvido interior" (a harpa de Helen), talvez ocorram encantamentos mágicos que ela poderá seguir.

Os sons doces da psique podem conduzir suas mensagens, as quais, personificadas, tornam-se anjos da guarda da alma. A figura guia lhe fará companhia no desabrochar da perspectiva imaginal. A lira e a flauta eram os instrumentos favoritos de Safo. Através de seu modo mixolidiano, ela convidava as mulheres a revelar sua difusa beleza afrodítica.[15] A mulher também tem uma *anima* sedutora, uma companheira querida que a auxilia no conhecimento da jornada da alma através da sua sensibilidade estética mais requintada.

Talvez, também, os sons suaves ressoem com uma pulsação interna e ela possa dançar. Ela se moverá, se inclinará e se entregará às companheiras-de-alma, encontrará sua senhora da alma nos movimentos de seu corpo. As mensagens amorosas de como a alma anima todas as coisas mundanas nos fazem lembrar que as "ondas ocultas"[16] que estão sob e além de cada evento corporal também são ondas de som. Elas pulsam. As escalas sutis da lira e da flauta também geram paixões e são, verdadeiramente, preces a Afrodite. Os sons doces das seduções amorosas levam a mulher faminta aos mistérios agridoces que subjazem às necessidades cotidianas. Esse apaixonar-se, quando a pessoa está lutando com o súlfur, basicamente gera rubor e fogo, conduzindo-a muitas vezes ao ódio.

Ao digerir a semente vermelha, Perséfone, não mais uma donzela inocente, se torna Deusa da Morte, Rainha da Destruição. O rio Estige (associado ao grego que significa "odiar") circunda nove vezes o mundo inferior. A Deusa Estige tornou-se fruto de Zeus e Perséfone.[17] Os espíritos de vingança, as Eríneas, "Três Fúrias infernais, salpicam tudo com sangue; /Suas formas e frutos foram feitos mulheres-sábias;/ Vívidas hidras verdes cingem-nas, e uma ninhada/ De áspides e víboras, cada qual uma trança viva,/ Contorce-se ao redor da testa daquela irmandade caída",[18] eram nos contos órficos a prole de Hades e Perséfone.[19] Perséfone envia a petrificadora cabeça de Medusa até as portas do mundo inferior, para transformar os invasores em pedra: "essa cabeça é, de algum modo, o outro aspecto de bela Perséfone".[20]

O ódio percorre todo o mitema. O ódio de Gaia e sua vingança criaram a foice em forma de crescente que forçou os deuses para fora de sua armadilha material. A fúria de Deméter esfriou, tornando-se um "isolamento gelado"[21] e fonte de ansiedade, a raiva se tornou ódio. No princípio, sua ira era muito pessoal, o súlfur vermelho alastrava-se por toda a amargura enegrecida; mas, a seguir, veio a soltura e o umedecimento por causa do humor e da bebida de cevada; houve um esfriamento, uma pausa de prata. Ela então teve a frieza de abandonar a criança como algo pessoal, tornando-se mãe impessoal do espírito-chama, e a raiva esfriou, tornou-se ódio no templo, uma forma de ódio mais pura e sagrada com efeitos até mesmo sobre o todo-poderoso Zeus.

O ódio é, com freqüência, um meio pelo qual enxergamos acurada e claramente com os olhos internos, temos um *insight* que penetra nos deuses e em todas as coisas mundanas (o Muro Vermelho de Helen). O olhar penetrante do ódio corta através dos mais profundos alicerces. Nós, em geral, vemos aqueles a quem odiamos sob um foco mais aguçado do que aqueles a quem amamos. A pessoa odiada se aproxima furtivamente em todos os lugares. Por isso, aquele a quem mais odiamos é que nos transmite mensagens a respeito dos aspectos da psique mais negados, negligenciados. A pessoa odiada traz em si nossa carência mais terrível.

Para derreter a frágil mulher faminta, dirija-se ao ódio. Ela se enrijeceu, as alegrias dos namoricos ficaram fora de seu alcance; seu caminho, mesmo naquilo que conhece como amor, é o ódio. O ódio é uma forma mais amena da vermelhidão da ira ou da fúria; é mais frio. A Mulher de Gelo com a semente vermelha pulsando através de seu corpo: a vermelhidão está lá, agitando todo o ser, mas não ataca violentamente, é mantida sob uma proteção de gelo, e conforme circula, esfria, tornando-se ódio. Ela encara o súlfur, a gordura de seu desejo dolorido; [22] ela não o encena, mas o reconhece também dentro de si, pois ele permeia todas as coisas vivas. O súlfur impregna seu corpo; sua pele é esticada ao limite, alfinetada pelo frio de um ódio que repele qualquer contato, enquanto a vermelhidão em sua circulação forma uma imagem para ela; é como uma dança.

Se bem trabalhado, o ódio é um meio de movimento, como o de Perséfone para dentro e para fora das austeridades e fixações negras (não consigo me mexer, estou presa, sinto-me perdida, a vida é vazia); para as combustões vermelhas (não posso controlar a alimentação, não consigo parar de vomitar, tenho que trabalhar mais arduamente, não consigo tirar da minha mente a comida, nem aquele bastardo), permanecendo psicologicamente fria, ainda que em movimento.

O ódio psicológico de Perséfone não é dirigido nem para fora nem para dentro. Não assume a forma feroz da fúria vermelho-fervente que extravasa em destruições, nem é a casmurrice negra das retiradas passivas. Engolir e digerir a semente vermelha acarreta ter de encarar aquele nono círculo do inferno onde está a Mulher de Gelo cujos olhos petrificam. Quando o foco é removido do alimento ou dos tiranos literais com os quais a mulher faminta mantém uma relação emocional,[23] ela tem de encarar sua Mulher de Gelo, *daimon* da alma.

Ficar sentada no próprio gélido olhar penetrante psíquico é muito mais difícil do que ser ou encenar essa frieza, ou do que ser compulsivamente compelida a evitá-la, ou esfaimar-se para aquecer um amante tirânico. Até agora, enquanto ficava possuída pelas compulsões do tirano vermelho, projetando sua frieza, a mulher faminta tinha, cega e um tanto indiscriminadamente, dado vazão a seus antagonismos e mordidas bruscas. Agora talvez ela possa ficar perante os demônios vermelhos que acompanham o frio e comece a discriminá-los, o que significa conhecer-se.

Esse processo impõe que ela contemple a comida que mais deseja e permita que esse desejo tome uma forma, mesmo se emergir como a figura (tirano da gordura) que ela mais odeia.[24] Sentar com o desejo nos conduz à pessoa mais odiada que nos pede em casamento. Morder o alimento envolve agora encarar a figura de olhar vermelho. Ela a encara, deixa ir e imagisticamente compromete-se com ela. O invasor é transformado em pedra, os assassinos-da-mãe são engolidos, o homem gordo é cercado: cada movimento lhe dá mais substância, conduzindo-a rio abaixo até o último círculo, uma descida que é uma espécie de submissão que acontece quando a Mãe escura solta-se de sua fragilidade e capricho, permitindo a aparição dos penetrantes olhos azul-prateados e língua ferina, a beleza que fixa enquanto se transforma, a própria Rainha da Destruição. Ela é aquela que vê o vermelho como corpo sensual, independente, encara-o como parceiro e também o acalenta. O aprofundamento final de Deméter ocorreu quando ela conheceu o espírito vermelho ao acalentá-lo, segurando-o no fogo como uma ama. Algumas vezes, a vermelhidão enraivecida está simplesmente pedindo para ser impessoalmente embalada por uma nutriz.

Agora há menos necessidade de aderir às forças do mundo e ser tiranizada ingênua e cegamente por elas. A Mulher de Gelo tem dentro de si a semente palpitante, agridoce, vermelho-púrpura, a superfície brilhante que contém o suco carmim do paradoxo e do mistério, agora materializado e digerido, servindo como medida protetora contra os vilões vermelhos e suas formas possessivas de consumo. Se ela não conseguir continuar digerindo o calor vital do vermelho (imaginando-o através de seus desejos mundanos) e corporificando-o (criativamente permitindo que as imagens se formem), ele se separará dela e será novamente literalizado em desejos e compulsões exuberantes.

Como o gelo é escorragadio, ela não precisa mais se grudar às emoções efusivas dos outros; a base oleosa desses anseios desejosos não permanece no mesmo terreno que ela e não consome mais. Em vez disso, deslizam cada um para seu lado. Ela pode se vincular e deslizar no mundo com vitalidade, sem perder-se nessas vinculações. A Mulher de Gelo ajuda a mulher faminta a se livrar do puxão pegajoso dos alimentos. Ela não desiste da comida, mas digere o vermelho que carrega, isso despotencia a tirania, ao mesmo tempo em que reabastece a circulação interior e sua pulsação-sangüínea.

A Mulher de Gelo mantém a mulher faminta forte, porém elástica, e isso a impede de fundir-se tão rapidamente no poço imaginal de outra pessoa, de servir unicamente como um veículo de Íris. A Mulher de Gelo tem seus próprios reflexos cintilantes, e as cadelas hecateanas latindo em volta dela mantêm afastados aqueles que a usariam somente como uma tela em branco. Ela aprende a morder.

Há uma diferença entre Íris e Hécate como deusas mensageiras. Para a mulher faminta que luta com o súlfur e começa a entrar em contato com o gelo, Íris é perigosa. Deméter envia Íris de volta a Zeus; Íris não pertence a este mitema. Ela conduziria tudo de volta ao início:[25] a donzela Perséfone brincando ruidosamente pelos campos floridos e sujeita às ordens de um Zeus Pai. De maneira semelhante, Íris a faria continuar servindo às figuras de Hades como uma donzela obediente, uma espalhafatosa negação da relação inerente da mulher com o vermelho sulfúrico.

Ao contrário de Íris, com seus arco-íris, Hécate é uma mensageira, no sentido das cadelas: sua mensagem arreganha os dentes, é transmitida com um rosnado. Hécate permite o intercurso entre o súlfur do mundo e a mordida que impede o consumo.[26] "Tire as mãos de mim", ela rosna. Ela compreende a conexão entre Deméter e Perséfone: como a filha traz à baila seus mistérios, vive neles, vendo-os através do mundo, sempre contendo (digerindo) as fagulhas do mundo inferior enquanto permanece no mundo. Ela sabe que a condução desses mistérios do mundo inferior para o mundo superior precisa de proteção: a viscosidade da atração do súlfur pede um contínuo distanciamento.

Desse modo, Hécatc é uma cadela protetora, não uma megera controladora. Esta última só é necessária quando a mulher está separada do mundo inferior, não tem onde pôr os pés, está num vácuo, mas insiste em não percebê-lo, perdeu sua alma. Contudo, Hécatc coloca alguns dcgraus no solo invisível abaixo. Com os instintos inteligentes de uma cadela não-domesticada, ela conhece seu caminho no escuro, continuamente farejando o terreno no qual circula a rainha súlfur, mantendo-a dentro de certos limites.

A Mulher de Gelo fria-escorregadia, acompanhada pela cadela Hécate, pode desfazer-se do súlfur do mundo. Ela não é a donzela numa torre de marfim separada da chama do mundo. Com a semente vermelha oculta e os doces sons da lira, é sensual em sua frieza. Ela é tão obstinadamente firme quanto é obstinadamente suave e móvel. O fluxo de imagens delicadas luzem de seu contorno de gelo branco. Podem-se sentir diamantes nesse brilho. Seu gelo sempre sugere o ímpeto e a força das águas geladas correndo profundas, rápidas, ligando-a ao ritmo interno da pulsação do mundo, da fenda desejosa da boca do mundo.

Por conseguinte, ela não abandona o mundo mas, ao contrário, entra nele e é movida pelas cores, sabores, texturas e tonalidades emocionais que estão por toda parte, percebe-o com um distanciamento que não congela, mas tem a frieza de um "olhar criticamente imaginativo". Há beleza nesse distanciamento, e ele ressoa com a beleza do mundo.[27] Ela, ternamente, pode ser atraída para a pulsação do mundo; mas quando chega ao ponto de devorar, surge o gume da faca dos olhares cínicos, a mordida da megera, o gelo escorregadio que deixa ir, libertando através da captura de tudo como imagem.

Esse movimento no mundo não é uma abstração, mas aparece com uma proximidade megera-animal mantendo as coisas percorrendo as torrentes impetuosas de águas claras. Um médico examinando-a inclina-se bem próximo a ela; um estranho se senta numa cadeira do amor, muito perto; agora ela pode perceber a fagulha enquanto olha penetrantemente por sobre os ombros do homem para ver o vermelho sulfúrico rindo ao fundo. Ligada à imagem pelo coração e o humor, ela aguilhoa o doutor-estranho, com uma recriminação astuta, um traço mordaz. Ele dá um passo para trás, percebe que a piada não é só a seu respeito, que não precisa deixar a sala; ela manteve seu terreno com elegância e está vitalmente agitada. Ela ri enquanto dança e conversa com o vermelho — uma forma de digestão.

A mesa lhe oferece bolos, pães, geléias e doces. Suas garras estão à mostra, mas ela agora consegue ver as mandíbulas abertas do chefe vermelho que monta o leão, instigando-a a cegar o olhar imaginal e consumir. Ela mantém os olhos abertos (o diadema brilhante de Hécate),[28] vê claramente: a selva, o estalo da cauda do leão. Ela pega um doce que contém e está envolto nos mistérios da selva. Ela observa a folhagem viçosa crescer enquanto dá uma mordida. As imagens a saciam também. Um doce basta. Ela deixa a mesa. Cada uma das mordidas de Hécate tem substância, é um mundo vital em si mesmo.

Hécate, como a megera-prostituta, permite esse intercurso com o súlfur do mundo e, para a mulher faminta, isso diz respeito, principalmente, ao alimento. O alimento é a linguagem dessa patologia que tenta religar a mulher aos seus (perdidos) componentes do mundo inferior, por isso, naturalmente, ele não pode ser ignorado. O trabalho imaginal não exclui as coisas do mundo. Não se pode trabalhar com as figuras psíquicas abandonando o cuidado com os alimentos, nem se pode "fazer" a mulher, de olhos imaginais abertos, recomeçar uma "dieta normal". A terapia dirigida por uma perspectiva hecateana ajudará a mulher a abrir os olhos para a alma, a ver a metáfora em todos os alimentos.

Afinal, comer no mundo inferior deu a Perséfone um modo de voltar para Deméter. O alimento pode germinar um despertar para a "morte" psicológica, para uma consciência imaginal. Essa era a lição dos iniciados eleusianos, que jejuavam e bebiam poções para se prepararem para a visão de (no sentido de transformação em) Perséfone segurando a espiga de trigo, que lhes permitia ver a sombra dos mortos que existe em todas as coisas vivas.[29]

Logo, a mulher chegaria à alma — usando seu olhar imaginal — *através* do corpo e do alimento, em vez de às custas deles. Hécate lhe mostra que ela foi abençoada com uma compreensão subterrânea do alimento. Foi agraciada com a compreensão de que aquilo que parece lixo para o mundo superior é, no mundo inferior, um sacrifício aos deuses. Ela se tornará cônscia da conexão entre sua alimentação e as figuras autônomas da psique, chegará a perceber as imagens como bocados independentes, concretos, sensuais e conhecerá a "natureza sensível da imaginação".[30]

Por exemplo, a mulher se conscientizará da precisão de suas escolhas, que as qualidades particulares do alimento — textura, doçura, cor, consistência — a abrem para figuras psíquicas específicas. Ela se tornará cônscia de suas discriminações, perceberá que algumas substâncias nutrem certas figuras psíquicas mais do que outras.

Em certa ocasião, a dieta "bizarra" de Ellen West era de vários quilos de tomates e vinte laranjas por dia.[31] A mulher, numa perspectiva hecateana, cuidará desses desejos, tentará entendê-los metaforicamente e perguntará: "Que fogo ela está alimentando com toda essa substância vermelho-alaranjada?"

Isso significa observar o desejo tal como ele aparece e ver com que forma particular ele se define. Nenhuma proibição ou medidas proibitivas são necessárias; apenas sentimos o desejo enquanto vemos com o "olhar da imaginação" (o diadema brilhante de Hécate) o que desabrocha — o súlfur não está mais só na comida como objeto-de-desejo que precisa ser agarrado para ser conhecido, mas ele, do deleite do mundo, cintila em nossa direção, sensualmente nos convidando para um intercurso com o mundo. Nós bocejamos, e não agarramos. O desejo de Gaia está no seu bocejo; o agarrar de Perséfone[32] levou à descida rapace ao mundo inferior. O que ela precisava aprender nessa jornada era o bocejo de Gaia como o solo disso tudo. Perséfone aprendeu que a beleza do brilho que emanava da flor era sua (narciso). Não havia necessidade de agarrá-la; ao contrário, ela poderia ter permanecido espantada ante a animação deslumbrante do mundo. Agarrar nos envia, sensualmente, ao mundo inferior. O que acontece quando absorvemos o esplendor do toque sulfúrico do mundo não é uma intimidade advinda da dependência subjetiva ou pessoal, mas aquela conhecida por Safo, uma intimidade com todas as coisas vivas, uma ressonância com suas naturezas sensuais.[33]

Essa intimidade implica enxergar e sentir, no desejo e no intercurso imaginal com cada bocado: A quem essa porção está alimentando? Que figura precisa desse tipo de nutrição? A mãe nutriz e a amante sensual não são mais dicotômicas. A sensualidade é encontrada agora na alimentação. Uma vez que a mulher conhece intimamente as figuras imaginais, ela cuidará delas, perguntando o que *elas* querem comer naquele dia. Se uma, em particular, assoma muito grande e exige muito, talvez seja preciso dar-lhe algo especial para digerir.[34]

Isso a reconduz à sacralidade de suas escolhas alimentares, a ver como tudo o que digere a liga a presenças maiores do que ela mesma. Sua relação sensual com o alimento agora permanece fora de sua saciedade/satisfação subjetiva. Desse modo, em vez de ser uma vítima da presença imaginal de cada bocado de alimento, ela se envolve com ele como num diálogo com a alma.

Assim, o alimento começa a adquirir sensibilidades estéticas; a mulher é sensibilizada para uma percepção estética na alimentação.[35] Ver as imagens em cada bocado concreto permite-lhe envolver-se mais com o alimento; agora ela pode *degustá-lo*, fazer discriminações mais refinadas, requintadas. Seu desejo é estimulado e agora segui-lo não a consome; ela digere.

Diferentes alimentos parecem-lhe diferentes; as sereias a convocam para a beleza de alimentos específicos. Uma tal percepção estética permite à mulher sentir como as especiarias, os alimentos exóticos e ricos, assim como as qualidades dos alimentos básicos, a satisfazem e trazem em si valor psíquico. Essa sensibilidade a levará de volta, conscientemente, às essências psíquicas, a uma apreciação de como os alimentos ecoam um exotismo e uma riqueza de alma. E como as iguarias nos lembram a modéstia da alma,[36] quantidades enormes não são mais necessárias.

Uma percepção estética do alimento, em termos de seu significado psíquico, permite que ela tire a comida de um contexto exclusivamente pessoal; alimentar-se torna-se um cerimonial[37] — uma Estética do Alimento.[38] Ela percebe que prestar atenção ao modo como as qualidades dos alimentos despertam e alimentam a beleza da imaginação, encantando a alma, é mais nutritivo do que consumir quantidades de vitaminas e proteínas.

A mulher faminta está servindo a Gaia ao fazer com que a fêmea resolva bem suas fixações no mundo superior. Gaia precisa demolir o corpo feminino e sua relação com o alimento e a fertilidade para ajudar a mulher a encontrar sua relação com a alma e a morte, a conter o fogo e o enxofre de sua força sulfúrica. Gaia está mostrando que a mulher também tem semente e que esta pode germinar. Quando a mulher é capaz de digerir a semente vermelha, ela recupera seus "impulsos", sua "criatividade".

A patologia alimentar da mulher faminta nos convoca para uma transformação psicológica, à presença das deusas da Morte que penetram através da consciência hecateana. Precisamos dar as boas-vindas à Mãe Escura, com seu gelo, seu rosnar, seu templo; precisamos nos encorajar reciprocamente a participar com ela. Quais as implicações da penetração dessa consciência na cultura? A fêmea recupera a presença ativa e a força em sua faca, sua mordida, sua semente. Primeiro, o alimento e o cozimento assumem novos significados, tornam-se preparações rituais para a entrada na psique. Deixam de ser o lugar da monótona labuta doméstica; a cozinha torna-se uma sala no mundo inferior. Não mais a mãe como serva, mas como celebrante das vozes e figuras da morte que residem no alimento, iniciando sua filha nas orgias cerimoniais do mundo inferior, nas festividades dos vários membros psíquicos da família.

*

Sabemos que a digestão da semente pela Mulher de Gelo foi acompanhada pela fruição do campo de Rarion, o ventre. Toda mulher faminta tem uma prole potencial sob a superfície esquelética. Em toda mulher faminta há um esforço estético se puder sentir plenamente o gume sulfúrico, digeri-lo e dançar com ele, permitindo que assuma uma forma.

A Mulher de Gelo, com semente vermelha, aparece quando Deméter reassume suas qualidades afrodíticas. A maternidade adquire uma nova sensualidade. A luxúria quente-vermelha não mais se opõe à pureza da doce maternidade:[39] a semente vermelha esfriou, branqueou, disparou o estopim verde e transformou todo o empenho da fêmea num empenho estético, com sua ordem inerente — cada ação e acontecimento fundidos, soltando faíscas, com o súlfur cintilando através de tudo. E o súlfur escolhe o gelo e o rosnado da cadela para definir-se e conter-se; tem seus próprios limites, requisitos, dimensões; em sua fortaleza ela encontra uma fruição inerente.

Inflamada pela animação do mundo, ela pode externar a fruição, quer cuidando das crianças, no trabalho médico, nas transações legais, na literatura, na mecância — há nutrição com intimidade, há arte ressoando em cada evento, um anjo em cada palavra.[40] Ela absorve cada um de seus desejos, observa-os um a um em seus contornos e linhas graciosas, participa de sua criação, sua revelação requintada, da descoberta do desenho de sua padronagem. Em cada corte da faca, instrumento de apara, ela ouve a lira que a conduz sempre para a Mulher de Gelo do desejo de seu coração, pulsação sulfúrica germinando profundamente em cada uma de suas frias mordidas.

NOTAS

CAPÍTULO I. MÃE E OPOSIÇÃO

1. S. Freud, Conferência 33, "Femininity", *in New Introductory Lectures* (Nova York: Norton, 1964), particularmente pp. 129, 131. Ver também S. Freud, "Some Psychological Consequences of the Anatomical Distinction Between the Sexes", *in The Standard Edition of the Complete Psychological Works of Sigmund Freud*, ed. James Strachey, 24 vols. (Londres: Hogarth Press, 1953-1974), 19: 243; ver também "Female Sexuality", *Standard Edition*, vol. 21. Freud, *in Civilization and Its Discontents* (Nova York: Norton, 1961), pp. 50-51, afirma: "Além disso, já bem cedo as mulheres se colocam em oposição à civilização, demonstrando sua influência retardadora e restritiva — essas mesmas mulheres que, no início, estabeleceram os fundamentos da civilização através das demandas de seu amor. As mulheres representam os interesses da família e da vida sexual. O trabalho civilizatório tornou-se, cada vez mais, um negócio de homens, confronta-os com tarefas cada vez mais difíceis e os compele a realizar sublimações instintivas, o que as mulheres são pouco capazes de fazer. Como um homem não dispõe de quantidades ilimitadas de energia psíquica, ele deve cumprir sua tarefa fazendo uma distribuição adequada de sua libido. Aquilo que emprega para fins culturais, em ampla medida, retira das mulheres e da vida sexual".

2. Susan Griffin, *Woman and Nature* (Nova York: Harper Colophon, 1980), ver, especialmente, pp. 37 e segs., 138 e segs. Shulamith Firestone, *The Dialectic of Sex* (Nova York: William Morrow & Co., 1972), pp. 41-71. Juliet Mitchell, *Psychoanalysis and Feminism* (Nova York: Random House, 1975). Phyllis Chesler, *Women and Madness* (Nova York: Hearst Co., 1972), especialmente pp. 79 e segs. Naomi Goldenberg, *The Changing of the Gods* (Boston: Beacon Press, 1979), especialmente pp. 26-46.

3. S. Freud, *Civilization and Its Discontents*, p. 92: "A questão fatal para a espécie humana parece-me ser se seu desenvolvimento cultural conseguirá, e em que medida, dominar as perturbações da sua vida em sociedade pelo instinto de agressão e autodestruição. Pode ser que a esse respeito, precisamente, o tempo presente mereça um interesse especial. Os homens adquiriram um tal controle sobre as forças da natureza, que com sua ajuda eles não terão dificuldades em exterminar-se até o último homem. (...) E agora pode-se esperar que o outro dos dois "Pólos Celestes", o Eros eterno, fará um esforço para impor-se na luta com seu igualmente imortal adversário".

4. Para uma exploração provocadora e poética da imaginação feminina, ver Susan Griffin; e também Monique Wittig, *Les Guérillères*, trad. David LeVay (Nova York: Viking Press, 1971).

5. Ver Shulamith Firestone, pp. 15-31, sobre o mito da Emancipação e a difusão da luta da mulher para manifestar seu poder inerente.

6. Eis a visão de Rilke a respeito dessa transição para a feminilidade: "A menina e a mulher, em seu novo e próprio desabrochar, só passageiramente serão imitadoras dos modos masculinos e repetidoras das profissões masculinas. Após a incerteza de tais transições, ficará claro que as mulheres estavam apenas atravessando a profusão e as vicissitudes desses disfarces (freqüentemente ridículos) a fim de limpar sua natureza mais característica das influências distorcivas do outro sexo (...) algum dia, haverá meninas e mulheres cujo nome não significará mais meramente o oposto do masculino, mas algo em si mesmo, algo que nos faz refletir, não sobre qualquer complemento ou limite, mas somente sobre vida e existência: o ser humano feminino". (Rilke, *Letters to a Young Poet*, citado *in* Nor Hall, *The Moon and the Virgin* [Nova York: Harper & Row, 1980], pp. 153-54).

7. Mary Daly, *Gyn/Ecology* (Boston: Beacon Press, 1978); e Adrienne Rich, *The Dream of a Common Language* (Nova York: Norton, 1978), especialmente "Natural Resources", pp. 60-67.

8. James Hillman, *Dream and the Underworld* (Nova York: Harper Colophon, 1979), p. 81.

9. Como afirmei no prefácio, uso "mundo inferior" como o faz a psicologia arquetípica, com o significado de uma perspectiva que vê que tudo o que é material e literal volta a um domínio de configurações imaginais que são anteriores (embora permeiem) ao visível e concreto. Para uma discussão mais ampla sobre esse domínio pneumático de sombras ou imagens (*skiai* ou *eidolon*), que está além e antecede o mundo físico, consulte Hillman, *The Dream and the Underworld*, particularmente pp. 35-58.

10. Ibidem, ver pp. 44-45 a respeito da discussão sobre Dioniso/Hades, e a primeira sessão do capítulo 4, pp. 68-74, sobre barreiras.

11. James Hillman, *The Myth of Analysis* (Nova York: Harper Colophon, 1978), p. 287. (*O mito da análise*, Rio de Janeiro, Paz e Terra, 1984).

12. Hillman, *Dream and the Underworld*, p. 57, e capítulo 3 em geral.

13. Ver, por exemplo, A. Crisp, "Clinical and Therapeutic Aspects of Anorexia Nervosa. A study of Thirty Cases", *J. Psychom. Res.* nº 9 (1965) : 67; ver também D. W. K. Kay e D. Leigh, "The Natural History, Treatment and Prognosis of Anorexia Nervosa, Based on a Study of 38 Patients", *J. Ment. Sci.* nº 100 (1952) : 411. Os pesquisadores também têm debatido a respeito de tipos de anorexia nervosa: por exemplo, a distinção entre casos típicos e atípicos, *in* H. Bruch, "Anorexia Nervosa and Its Differential Diagnosis", *J. Nerv. Ment. Dis.* nº 141 (1966) : 555; a distinção entre as síndromes primária e secundária, *in* A. King, "Primary and Secondary Anorexia Nervosa Syndromes", *Brit. J. Psychiat.* nº 109 (1963) : 470, discutido também em P. Dally e J. Gomez, *Anorexia Nervosa* (William Heinemann Medical Books Ltd., 1979), capítulo 2; e típico *versus* atípico em tipos histérico-depressivos e astênicos, *in* S. Theander, "Anorexia Nervosa. A Psychiatric Investigation of 94 Female Patients", *Acta Psychiatrica Scandinavica Supplementaum* nº 214 (1970). Ver também, para um apanhado geral das questões de diagnóstico: G. R. M. Russell, "Anorexia Nervosa: Its Identity as an Illness and Its Treatment", *in Modern Trends in Psychological Medicine*, ed. J. H. Price (Butterworth, Grã Bretanha, 1970), pp. 131-64; Kelly M. Bemis, "Current Approaches to the Etiology and Treatment of Anorexia Nervosa", *Psych. Bulletin* nº 85 (1978) : 593.

14. H. Thoma, *Anorexia Nervosa* (Nova York: International Universities Press, 1967).

15. As referências seguem a ordem do respectivo processo médico: J. Charcot, *Diseases of the Nervous System*, vol. 3 (Londres: The New Sydenham Society, 1889), pp. 210-14; W. W. Gull, "Anorexia Nervosa (Anorexia Hysteria)", *Clinical Sociological* , nº 7 (1874) : 22-28. S. Silver, "Simmond's Disease (Cachexia Hypophyseopriva). Report of a Case with Postmortem Observations and Review of Literature", *Arch. Int. Med.* nº 51 (1933) : 175; I. H. Pardee, "Cachexia Nervosa: A Psychoneurotic Simmond's Syndrome", *Arch. Neurol. & Psychiat.* nº 41 (1939) : 841; R. Nicholson, "Simmond's Disease", *Lancet* nº 1 (1936) : 951. J. R. Waller, M. R. Kaufman e F. Deutsch, "Anorexia Nervosa: A Psychosomatic Entity", *Psychosom. Med.* nº 2 (1940) : 3; S. Lorand, "Anorexia Nervosa: Report of a Case", *Psychom. Med.* nº 5 (1943) : 282; J. H. Masserman, "Psychodynamisms in Anorexia Nervosa and Neurotic Vomiting", *Psychoanaly. Quart.* nº 10 (1941) : 211; B. C. Meyer e L. A. Weinroth, "Observations on Psychological Aspects of Anorexia Nervosa", *Psychom. Med.* nº 19 (1957) : 389; L. Linn, "Psychoanalytic Contribution to Psychosomatic Research", *Psychosom. Med.* nº 20 (1958) : 88. I. C. Bernstein, "Anorexia Nervosa Treated Successfully with Electroshock Therapy and Subsequently Followed by Pregnancy", *Amer. J. of Psychiat.* nº 120 (1964) : 1023; B. J. Blinder, D. M. A. Freeman e A. J. Stunkard, "Behavior Therapy of Anorexia Nervosa: Effectiveness of Activity as a Reinforcer of Weight Gain", *Amer. J. Psychiat.* nº 126 (1970); 77. G. K. Ushakov, "Anorexia Nervosa", *in Modern Perspectives in Adolescent Psychiatry*, ed. J. G. Howells (Edimburgo: Oliver & Boyd, 1971); Russell, "Anorexia Nervosa"; Dally e Gomez, *Anorexia Nervosa.*

16. Hillman antecipa e tenta evitar tais simplificações em seu *Re-Visioning Psychology* (Nova York: Harper Colophon, 1977); ver pp. 57-58: "Aqui nossa intenção não é substituir a idéia de enfermidade ou a idéia de pecado, nem questionar a autenticidade das noções médicas ou religiosas da psique. Nosso objetivo é enxergá-las e enxergar através delas como perspectivas, enquanto mantemos outro ponto de vista que difere deles e é psicológico".

17. Hillman, *Dream and the Underworld*, p. 79.

18. H. Bruch, *Eating Disorders* (Londres: Routledge and Kegan Paul, 1973). Bruch descreve a anorexia nervosa como "realmente rara, mas o interesse médico sempre foi grande, bem desproporcional para sua ocorrência pouco freqüente. O contínuo fascínio por essa rara condição é provavelmente evocado pela tragédia de se ver uma pessoa nova, no auge da juventude, buscando solução para os problemas da vida através desse método bizarro de inanição voluntária, algo que contraria qualquer experiência humana" (p. 4). Ela continua, dizendo que será seletiva no uso da literatura que descreve como representando uma multiplicidade de pontos de vista divergentes (pp. 6-7). Numa comunicação pessoal ela me mostrou um texto italiano que tinha mais de mil referências. O texto de Selvini tem aproximadamente 730 referências (Mara Selvini Palazzoli, *Self-Starvation* [Londres: Chaucer Publishing Co., 1974]).
A respeito da raridade da doença que Bruch notou em 1973, é interessante observar que num livro seu, recente, *The Golden Cage: The Enigma of Anorexia Nervosa* (Cambridge: Harvard University Press, 1978), ela discute o rápido aumento da incidência da anorexia nos últimos quinze anos e afirma: "Agora ela é tão comum que representa um problema real das escolas primária e secundária. Pode-se falar de uma enfermidade epidêmica, só que sem agente de contágio; a difusão deve ser atribuída a fatores psicossociológicos." (p. viii).

19. Ver Hillman, *Re-Visioning Psychology*, p. 128.

20. Ibidem, particularmente pp. 74-75.

21. Thoma, p. 27.

22. Bruch, *The Golden Cage*, p. viii, afirma que 90% dos anoréxicos são mulheres; e Selvini, pp. 24-25, argumenta que a definição da anorexia nervosa deveria ficar reservada à síndrome que ocorre em jovens pré-púberes ou na puberdade. Dally e Gomez incluem um capítulo sobre fatores relacionados com a baixa incidência em homens. As pesquisas indicadas a seguir também discutem como a anorexia nervosa ocorre em mulheres jovens adultas, sendo que a incidência em homens é só de 5 a 15%: E. L. Bliss e C. H. H. Branch, *Anorexia Nervosa; Its History, Psychology, and Biology* (Nova York: Paul Hoeber, 1960); Bruch, *Eating Disorders*; Crisp, e Theander. Ver também a discussão de Kim Chernin sobre a séria falta de *atenção* para a relação entre a patologia alimentar e a condição feminina, *The Obsession: Reflections on the Tyranny of Slenderness* (Nova York: Harper & Row, 1981), pp. 62 e segs. Este é um estudo excelente e profundo sobre a relação entre distúbios de peso e questões de inferioridade feminina na cultura.

23. R. Morton, *Phthisiologia — or a Treatise of Consumptions* (Londres, Smith & Walford, 1964), discutido em Bliss e Branch. Selvini, em seu apanhado histórico, afirma que Morton é creditado como o primeiro a descrever o distúrbio. Morton usou o termo "atrofia nervosa" como a forma de consumo que acompanhava as principais características da doença: amenorréia, falta de apetite, magreza extrema (p. 4).

24. W. W. Gull, "Anorexia Nervosa" (1874) e "Anorexia Nervosa", *Lancet* n.º 1 (1988) : 516. Ver também E. D. Lasegue, "On Hysterical Anorexia", *Med. Times Gazette* n.º 2 (1873) : 265, em M. R. Kaufman e M. E. Heiman, *Evolution of Psychosomatic Concepts. Anorexia Nervosa: A Paradigm* (Nova York: International University Press, 1964).

25. P. Dubois, *The Psychic Treatment of Nervous Disorders* (Nova York: Funk & Wagnall, 1909), citado *in* Kaufman e Heiman, p. 160.

26. Esses aspectos clínicos são assombrosamente consistentes na pesquisa, mesmo em abordagens e disciplinas opostas. Para descrições completas, ver Thoma; Selvini; Dally e Gomez; Ushakov; Bruch, *Eating Disorders*; Bruch, *The Golden Cage*.

27. A não ser quando indicado de outro modo, com "morte", quero dizer morte metafórica, a visão psicológica segundo a qual a "morte" significa um abrir-se para o mundo inferior, reverenciando-o. Ver Hillman, *Dream and the Underworld*, pp. 64-67.

28. L. Binswanger, "The Case of Ellen West" *in Existence*, ed. R. May, E. Angel, e H. F. Ellemberger (Nova York: Simon & Schuster, 1958), p. 248.

29. Ibidem, p. 295.

30. Ibidem, pp. 278, 280, 295. É também interessante notar aqui a ligação com Perséfone, Deusa do Mundo Inferior, que "exemplifica a idéia grega de *não-ser*" que "forma o aspecto raiz do ser" (C. G. Jung e C. Kerényi, *Essays on a Science of Mythology*, trad. R. F. C. Hull, Bollingen Series XXII [Princeton: Princeton University Press], p. 120).

31. Ibidem, pp. 244-45, 284.

32. Selvini, p. 25.

33. Dally e Gomez, p. 106.

34. Lasegue, "On Hysterical Anorexia".

35. L. Rahman, H. B. Richardson, e H. S. Ripley, "Anorexia Nervosa with Psychiatric Observations", *Psychosom. Med.* n.º 1 (1939) : 335.

36. Binswanger, pp. 250-51, 244.

37. Ibidem, pp. 262, 258.

38. Thoma, p. 253.

39. Ibidem, p. 67-70.

40. Bruch, *Eating Disorders*; também H. Bruch, "Anorexia Nervosa and Its Differential Diagnosis", p. 555; e H. Bruch, "Perceptual and Conceptual Disturbances in Anorexia Nervosa", *Psychosom Med.*, nº 24 (1962) : 187.

41. Hillman, *Dream and the Underworld*, p. 170.

42. Ibidem, p. 171; também Joanne Stroud, em seu artigo "Flash Gone in Inquiring of the Bone", *Dragonflies: Studies in Imaginal Psychology*, 2/1 (1980) : 23, registra a conexão entre Perséfone e a anoréxica; isso também é discutido em C. Robinson, "Anorexia Nervosa — an Underworld Trip", apresentado no International Congress of Analytical Psychologists, São Francisco, setembro de 1980.

43. Gull (1874). Os tratamentos modernos incluem: regimes de internação em hospitais, baseados na modificação de comportamento; drogas (chlorpromazine e antidepressivos); terapia de eletrochoque; psicoterapia; leucotomia pré-formal. Ver Dally e Gomez, e Russell para descrições completas desses tratamentos.

44. Ver Hillman, *Dream and the Underworld*, pp. 66-67, para uma discussão desse assunto.

CAPÍTULO II. MULHER NO LIMITE

1. Bruch, "Perceptual and Conceptual Disturbances in Anorexia Nervosa"; Selvini, *Self-Starvation*, p. 28; Dally e Gomez, *Anorexia Nervosa*, particularmente a sessão "Body Image in Mirror Gazing" no capítulo 3; Bruch, *Eating Disorders*, pp. 88 e segs.; Bruch, *The Golden Cage*, p. 77. Nesse último trabalho, uma paciente discute a questão da gordura: "Quando digo que como demais, isso pode não ser o que você pensa. Sinto que estou me empanturrando quando como mais do que um biscoito com manteiga de amendoim" (p. 3). Também Binswanger ("The Case of Ellen West") registra os sentimentos de Ellen West: "Sinto que estou engordando, tremo de pavor disso, estou vivendo num estado de pânico. (...) Assim que sinto uma pressão na cintura — quero dizer uma pressão do cós de minha saia — meu espírito sucumbe e fico numa depressão tão séria como se fosse uma questão que só Deus sabe como é trágica." (p. 251).

2. Hillman, *Dream and the Underworld*, pp. 28 e segs.

3. Dally e Gomez, p. 47.

4. Ibidem. Também Bruch, *The Golden Cage*, p. 94; Selvini, pp. 20 e segs.; Ushakov, "Anorexia Nervosa"; e Thoma, *Anorexia Nervosa*, p. 309.

5. Meyer e Weintroth, "Observations on Psychological Aspects of Anorexia Nervosa", p. 397.

6. Bruch, *Eating Disorders*, p. 98; *The Golden Cage*, p. 25.

7. Binswanger, pp. 239, 261, 333.

8. Theander, "Anorexia Nervosa. A Psychiatric Investigation of 94 Patients".

9. Thoma, pp. 68, 72 e segs.

10. Ibidem, p. 76.

11. Ibidem, p. 86; ver também pp. 252-53 e Lorand, "Aneroxia Nervosa: Report of a Case", p. 290, cujo paciente quer "ser 'neutro', nem homem nem mulher, mas uma criança sem sexo".

12. Selvini esclarece a discussão dessa transição, pp. 7 e segs.; Bruch, *Eating Disorders*, p. 214.

13. Russell, "Anorexia Nervosa: Its Identity as an Illness and Its Treatment"; ver particularmente pp. 140, 142.

14. Rahman *et al.*, "Anorexia Nervosa with Psychiatric Observations", pp. 357 e segs. Também J. R. Blitzer, N. Rollins, e A. Blackwell, "Children Who Starve Themselves: Anorexia Nervosa", *Psychosom. Med.* nº 23 (1961): 369, que fornece evidência da ocorrência de amenorréia antes do desenvolvimento da anorexia.

15. A respeito da relação de duplicidade sob uma perspectiva do mundo inferior, ver Hillman, *Dream and the Underworld*, p. 127.

16. Hillman, *Re-Visioning Psychology*, discute a importância do enigma e da duplicidade para a alma, pp. 152, 160. Os temas duplicidade, limiar, encruzilhadas e fronteiras evocam Hécate e uma jornada ao mundo inferior que parece misteriosa para uma perspectiva do mundo superior: Jung e Kerényi, *Essays on a Science of Mythology*, pp. 112, 120.

17. G. Bachelard, *On Poetic Imagination and Reverie: Selections from the Works of Gaston Bachelard*, trad. Colette Gaudin (Indianápolis: Bobbs-Merril, 1971), citado *in* Hillman, *Dream and the Underworld*, p. 126, onde ele discute a contribuição de Bachelard para uma compreensão psicológica da duplicidade.

18. Ver Dally e Gomez, p. 51, a respeito dos modos de se alimentar e o preparo da dieta da anoréxica, que inclui rabanete, nabo cru, cenouras, repolho alemão. Bruch, *Eating Disorders*, pp. 265-67, 271; Bruch, *The Golden Cage*, pp. 3 e segs., 8. Binswanger também discute o caso Nadia, de Janet, e sua dieta de duas pequenas porções de caldo, uma gema de ovo, uma colher de chá de vinagre e uma xícara de chá muito forte com limão, e sua hostilidade contra todos que desaprovassem a dieta (p. 331). Também a respeito de comer em segredo, ver Robinson, "Anorexia Nervosa — An Underworld Trip", p. 3; Binswanger, pp. 245-46, 249.

19. Blitzer *et al.*, pp. 373-75; também Bruch, *Eating Disorders*, p. 93. A interpretação psicanalítica da anorexia, durante os anos 40 e 50, era baseada na visão da anoréxica de que o alimento era vivo e potencialmente perigoso. Baseando-se na análise de dois casos de anorexia, Waller *et al.*, "Anorexia Nervosa: A Psychosomatic Entity", descreve a desordem simbolicamente, em termos de comer como fecundação metafórica. Eles encaram esse conflito como o núcleo de todos os distúrbios emocionais da anorexia. Sua interpretação é que a anoréxica vê a comida como potente, e seu desejo de ser fecundada pela boca resulta num comer compulsivo. A isso segue-se a culpa e a rejeição de alimentos. Eles encaram essa fantasia de gravidez como ligada ao cessar literal da menstruação da anoréxica. Lorand, "Anorexia Nervosa: Report of a Case", concorda com essa interpretação e oferece confirmação clínica. Ele remonta os distúrbios alimentares à conotação venenosa do alimento para a anoréxica, que se refere a fantasias de fecundação oral, *i.e.*, que a comida pode fazer tanto mal quanto a gravidez e a relação sexual. No "inconsciente mais profundo [da anoréxica], sua incapacidade de se alimentar expressava o desejo de consumir-se e morrer" (p. 289). Assim, o que há é um desejo primário de fecundação, de engordar, ter uma barriga grande. Isto a torna dominada pela culpa e resulta na expressão do oposto: a recusa, pelo vômito, de matar o "grosso" nela. Meyer e Weinroth também confirmam a hipótese de Waller sobre o valor inconsciente do alimento como fecundador.

20. A diferenciação entre "anorexia" e "bulimia" se relaciona com o grau de literalização do ciclo. A anoréxica (que aparentemente se mata de fome sem excessivos vômitos ou farras) ainda assim passa por um ciclo comer-purgar, mas comumente tem uma personalidade que não tolera bem a abundância e nojeira do ritual literal de farra-vômito. Para ela, comer cinco biscoitos ao invés de um e meio torna-se uma farra, e a purgação, muito provavelmente, consistirá numa ginástica rigorosa ou num programa de dança. A bulímica é uma mulher que é apanhada por toda a síndrome anoréxica, mas possui aspectos de personalidade que lhe permitem encenar o ciclo comer-purgar mais literal e sensualmente. Ela engole enormes quantidades, como um quilo de sorvete ou caixas de biscoitos, e vomita muitas vezes por dia. Diversamente da mulher obesa, tanto a anoréxica ascética quanto a bulímica, se vêem como gordas, embora não o sejam, e têm um impulso tirânico de destruição através de práticas purgativas nocivas (extrema inanição, exercícios, vômitos). Ambas, essencialmente, passam pelo ciclo comer-purgar, mas o literalizam em vários graus, dependendo, acredito, de diferenças básicas de personalidade que dizem respeito à tolerância da massa/mixórdia terrena. Sou grata a Jeanne Walker por me chamar a atenção para a necessidade de elucidar essa distinção.

Após maiores reflexões e colocando em termos mais psicodinâmicos: o elo entre a anoréxica e a bulímica é que ambas estão numa relação com um tipo particularmente tirânico de *animus* da mãe (ver o capítulo III deste livro). A diferença é que a anoréxica se relaciona com este *animus* mais através de carregar o "superego" da mãe e a bulímica mais através de carregar o "id" da mãe.

21. Bruch, *The Golden Cage*, pp. 83-87; Bruch, *Eating Disorders*, pp. 267-68; Selvini, p. 20.

22. Lasague, "On Hysterical Anorexia", *in* Kaufman e Heiman.

23. J. H. Lloyd, "Hysterical Tremor and Hysterical Anorexia of a Severe Type", *Amer. J. Med. Sc.* nº 106 (1893) : 264, 275.

24. Ibidem, p. 277.

25. Meyer e Weinroth, p. 395.

26. Ibidem, p. 393.

27. Bruch, *The Golden Cage*, pp. 14-17, 73-74.

28. Bruch, *The Golden Cage*, pp. 11-12.

29. Binswanger, pp. 239, 241, 242, 278, 282, 296.

30. J. A. Macculloch, "Fasting (Introductory and non-Christian)" *in Encyclopedia of Religion and Ethics*, ed. J. Hastings, vol. 5 (Nova York: Scribner, 1912), p. 758. Macculloch discute a prática difundida entre os melanésios e polinésios de a mãe se abster de certos alimentos antes e depois do nascimento de um filho, assim como durante a menstruação. Utilizando os exemplos dos *Tlingits* e egípcios, Macculloch também descreve o jejum como um ato de luto, assim como purificatório, e um rito de preparação para a recepção de presenças inumanas. Ver também C. Kerénvyi, *Eleusis: Archetypal Image of Mother and Daughter* (Nova York: Pantheon, 1967), pp. 13-94, para uma discussão dos mistérios eleusianos e ritos de purificação e jejum dos *mystai* (iniciados) como preparo para a "visão", "o estado de ter visto" (no sentido de transformação, não percepção) a presença divina, Kore (Perséfone), Rainha dos Mortos.

31. O jejuar de Deméter também está ligado à associação gênero/anorexia (nota 22, capítulo I deste volume). A questão aqui é que, mesmo para os homens que participavam do ritual, a anorexia nervosa é uma forma de encontrar a deusa. Jung e Kerényi, p. 138, assinalam o testemunho histórico de homens iniciados nos mistérios de Elêusis que se viam como uma deusa e não como um deus.

32. Kerényi, *Eleusis*, pp. 60-90. Ver também sua discussão a respeito da relação jejum e "visão", pp. 179-80.

33. Ibidem, pp. 91-102. Ver também Jung e Kerényi, p. 117: "A figura do grão é essencialmente uma figura tanto da origem quanto do fim, da mãe e da filha; e exatamente por causa disso ela aponta para além do individual, para o universal e eterno".

34. L. R. Farnell, *The Cults of the Greek States*, 5 vols. (New Rochelle, Nova York: Caratzas, 1977), 2 : 515. Também Hillman, *Dream and the Underworld*, pp. 39-40.

35. Binswanger, p. 254.

36. P. Berry discute como a vergonha reflete a ligação da matéria com a psique *in* "What's the Matter with Mother", Conferência nº 190 (Londres: Guild of Pastoral Psychology, 1978), pp. 7-8; reeditado *in* P. Berry, *Echo's Subtle Body* (Dallas: Spring Publications, Inc., 1982). Também sobre repulsa, Ellen West descreve: "Pensar em panquecas ainda é para mim o pensamento mais terrível que possa existir". Binswanger continua "Além disso, carne e gordura, ela diz, são tão repugnantes que a mera idéia lhe dá náuseas". (p. 251).

37. Dally e Gomez, pp. 48-49. Binswanger descreve essa obsessão de Ellen West: "Ao mesmo tempo, ela se torna intensamente preocupada com tabelas de calorias, receitas etc. A cada minuto livre ela copia receitas de pratos deliciosos, pudins, sobremesas etc. em seu livro de cozinha. Ela exige, dos que a cercam, que comam bastante e bem, enquanto ela se nega tudo" (p. 249). Ver também Blitzer *et al.* sobre a cozinha da anoréxica, o fascínio pelos alimentos e a alimentação de outras pessoas: "Merece ser observada essa jovem magra puxando um carrinho de alimentos repleto pelo corredor do hospital, servindo os outros pacientes e incitando-os a terminar suas refeições" (p. 373).

Bruch, *The Golden Cage*, pp. 75-76, descreve como a anoréxica cozinha intensamente: num lar, "o pai evita o conflito entre a cozinheira e a filha anoréxica construindo uma cozinha só para esta". Bruch, *Eating Disorders*, pp. 264, 267: "Fern (nº 22), catorze anos, assa e cozinha imediatamente ao voltar da escola e se recusa a ir para a cama até que os pais comam todos os pedacinhos da sobremesa rica em calorias. Dora (nº 26) fez o irmão ficar um tanto obeso, pois estava obcecada com a idéia de que ele passava fome e, continuamente, dava-lhe doces. Ver também Joyce Stroud, "Anorexia Nervosa and the Puer Archetype", *Lapis* nº 6 (1980) : pp. 45-46.

38. Dally e Gomez, p. 46, sobre o fato de que uma "fina torrada prontamente é ampliada e se torna meio filão".

39. Bruch, *Eating Disorders*, p. 93.

40. Dally e Gomez dão uma descrição bem completa dessa questão, no capítulo 3.

41. A discussão de Hillman de "Narcisus and the Dream", *in Dream and the Underworld*, pp. 119-23, relata primorosamente esse sentido da reflexão. Em E. Gottheil, C. E. Backup, F. S. Cornelison, "Denial and Self-Image Confrontation in a Case of Anorexia Nervosa", *J. Nerv. Ment. Dis.* nº 148 (1969) : 238, os autores registram como o espelho reflete o corpo sutil, enquanto o filme reflete o corpo literal.

42. Particularmente Bruch, *Eating Disorders* (pp. 334-76) e *The Golden Cage* (pp. 62-63, 121-50) e Selvini (pp. 151-58) discutem e praticam esse tipo de psicoterapia.

43. Macculloch, p. 762. Ele cita a descrição de Apuleio da abstinência de dez dias, três vezes repetida, de certos alimentos, assim como a abstinência de vinho e carne animal antes de ser iniciado nos mistérios de Ísis. Também descreve os procedimentos dos índios musquakie, nos quais o iniciado, após nove anos de treinamento, é enviado para um jejum de nove dias, período em que perambula pelas florestas e aprende, com seus sonhos, qual será sua "medicina". Macculloch então discute o jejum como preparação para rituais sagrados e mágicos nos quais, nas tribos da Nova Guiné, por exemplo, os feiticeiros e os anciãos jejuam de modo a conseguir aprender com seus sonhos vívidos.

44. Bruch, *The Golden Cage*, pp. 11-12, 60, 50-51.

45. Ibidem, pp. 40, 48.

46. Gull, "Anorexia Nervosa" (1888), p. 517.

47. Crisp, "Clinical and Therapeutic Aspects of Anorexia Nervosa".

48. Bruch, *Eating Disorders*, pp. 218, 102-03, 278, 280, 376; Selvini, capítulo 21.

49. Essa multiplicidade psíquica responde pelas múltiplas figuras com as quais a anoréxica é identificada nos recentes ensaios da psicologia profunda: Joanne Stroud, "Flesh Gone in Inquiring of the Bone": *Puer, Persephone, Artemis*; Bani, Shorter, "The Concealed Body Language of Anorexia Nervosa", trabalho apresentado no International Congress of Analytical Psychologists, São Francisco, setembro de 1980: *Athene*; Marian Woodman, *The Owl Was a Baker's Daughter* (Toronto: Inner City Books, 1980): *Athene, Demeter, Dionysus*; Joyce Stroud: *Puer, Dionysus-Eros*; Christa Robinson: *Persephone, Dionysus*.

Foi também observado, por dois analistas seguidores da linha junguiana, que a multiplicidade psíquica da anoréxica se relaciona com o modo como ela consegue apreender e conduzir os aspectos mais "escondidos" ou inferiores dos outros. Woodman afirma: "Pode valer a pena considerar aqui a criança altamente intuitiva e inteligente, que cresceu em contato íntimo com os pais, pode ser hipersensível a tudo o que se passa inconscientemente dentro e fora de seu lar. Ela pode, de fato, estar portando a sombra em quase todas as situações em que entra" (p. 80). Robinson igualmente sugere: "Elas também tendem a ser generosas, falando de modo geral, adoram oferecer presentes materiais. O aspecto 'Euboulos' é também expresso no fenômeno de que essas filhas tendem a ser as confidentes dos que estão ao seu redor, possuindo a habilidade de fazer contato com pessoas estranhas e patológicas sem dizer uma palavra. Encontramos algumas dessas jovens nos agitados pátios de hospitais ou na atmosfera empoeirada e seca das bibliotecas locais, onde se pode somente 'estar presente', sem se relacionar com ninguém" (p. 8).

50. Bruch, *The Golden Cage*, pp. 45-46, 48, 70-71. Ver também a descrição de Thoma do mundo mágico de Henrietta A. (p. 76), o qual, segundo sua interpretação, resulta de sua tentativa narcisista de escapar à realidade e voltar ao domínio seguro da infância através de fantasias regressivas.

51. Bruch, "Conceptual Confusion in Eating Disorders", *J. Nerv. Ment. Dis* nº 133 (1961) : 46; Bruch, "Perceptual and Conceptual Disturbances in Anorexia Nervosa".

52. Hillman discute as implicações dessa falácia na psicologia, na Parte IV de *Re-Visioning Psychology*: ver particularmente a p. 197.

53. Hillman, *Dream and the Underworld*, p. 40.

54. Ushakov discute como a anoréxica, em criança, não apresentava a falta de sofisticação natural da infância e era extremamente conscienciosa e respeitável.

55. Kelley e G. E. Daniels, J. Poe, R. Easser e R. Monroe, "Psychological Correlations with Secondary Amenorrhea", *in Psychom. Med.*, nº 16 (1954) : 129, 144. Ver também: J. C. Nemiah, "Anorexia nervosa", *Medicine*, nº 29 (1950) : 225.

56. Kelly *et al.*, pp. 129-36, onde discutem a presença de forte erotismo e emoções ambivalentes, impulsos sexuais intensos e um sentido de habilidade mágica para destruir, tudo isso durante o período menstrual. Também descrevem (pp. 130-31) a importância da menstruação, desde a antiguidade, por permitir à mulher receber presenças sobrenaturais e interferências mágicas. Macculloch ("Fasting") também discute o tema.

57. Kelley *et al.*, pp. 129-47.

58. Essas características, assim como a hiperatividade da anoréxica, suas posturas antagônicas e rigidez, distinguem a anorexia da obesidade. Acredito ser difícil estudar a figura obesa, sua paisagem imaginal e as vozes que acompanham seu sofrimento e, a seguir, fazer conexões lógicas com a anoréxica. Um exemplo dessa tentativa está *in* Woodman, *The Owl Was a Baker's Daughter*, que, na verdade, é um estudo da obesidade; só uma curta sessão é dedicada (pp. 76-82) à anorexia. Há um perigo em se trabalhar no interior da imagem de uma mulher obesa (e o reino imaginal que a acompanha: o de Orfélia, coruja/filha do padeiro, Atena) e então afirmar que a anorexia faz parte da mesma síndrome, com complexos idênticos, embora seja meramente a contraparte ou o reverso. Ela afirma, por exemplo: "Neste estudo, a Grande Deusa ou se materializa na obesa ou devora a anoréxica" (p. 10) e "Meu estudo da obesidade, como um sintoma psicossomático na mulher individual, me levou à conclusão de que a obesidade e a anorexia nervosa são pólos contrários de uma neurose" (p. 102). As duas (a mulher obesa e a mulher anoréxica), no entanto, nos oferecem imagens de mulheres inteiramente diversas, cada uma das quais faz surgir uma paisagem imaginal diferente, com vozes específicas, emoções ou falta de emoção e diferentes "possessões". Juntar as duas ou invertê-las é um movimento conceitual que fazemos com elas; se deixadas a si mesmas, permitindo que nos informem, elas falam linguagens diferentes e se manifestam através de imagens diferentes.

59. Talvez sua mensagem particular nos permita entender as observações dos pesquisadores sobre a predominância de anoréxicas de classe alta. Bruch baseia o título de seu livro recente, *The Golden Cage*, nesse fato. Os médicos assumem que a doença é uma rebelião contra a riqueza material e as extravagâncias do lar, mas talvez a mensagem seja que a anoréxica descobriu que a riqueza é também invisível e imaterial. Dally e Gomez relatam que 77% das anoréxicas são das duas classes sociais superiores (capítulo 4).

CAPÍTULO III: O TIRANO DA GORDURA

1. A definição etimológica de "anorexia" é "ausência de desejo" (Selvini, *Self-Starvation*, p. 21). Selvini discute a confusão que o título gera, uma vez que se descobriu que as anoréxicas estão desejando comida continuamente.

2. Alguns pesquisadores postulam que o instinto de fome não satisfeito causa acessos de atividade compensatória na imaginação. Ver Thoma, *Anorexia Nervosa*, citando Katz, p. 274, para uma discussão de como a fome gera tensões que causam movimento na imaginação; também sua afirmação de que alimentar obsessivamente os outros mostra como a anoréxica usa a imaginação para saciar a fome (p. 254)

3. Ibidem, p. 18.

4. W. W. Gull, "Address on Medicine", *Lancet* nº 2 (1868) : 171.

5. Meyer e Weinroth, "Psychological Aspects of Anorexia Nervosa", p. 393.

6. Bruch, *The Golden Cage*, p. 55.

7. Bruch, comunicação pessoal, junho de 1980.

8. Bruch, *The Golden Cage*, p. 10; ver também pp. 62-63.

9. Binswanger, "The Case of Ellen West", p. 259.

10. Ibidem, pp. 251, 258. Também a paciente descrita por Gottheil *et al.*, "Denial and Self-Image Confrontation in a Case of Anorexia Nervosa", declara: "Há alguma coisa dentro de mim da qual tenho que me livrar, mas não sei o que é. Sinto raiva de mim mesma". Esta "voz de sua própria mente" disse-lhe que ela não tinha o direito de tentar ser como as mulheres saudáveis e bonitas que via nos anúncios (p. 242).

11. Binswanger, pp. 245, 285.

12. Ver Hillman, *Dream and the Underworld*, p. 45, para a elaboração dessa figura. É interessante notar aqui que ao discutir a compreensão de Ellen West da morte em vida, Binswanger sucintamente se refere ao fragmento 51 de Heráclito sobre intercâmbio Hades/Dioniso (p. 294 e nº 63). Ver também Kerényi, *Eleusis*, pp. 35, 40.

13. Woodman, *The Owl Was a Baker's Daughter*, discute como a mulher obesa também fica possuída por um "demônio" (pp. 54, 56, 57, 61, 70, 74). Mas, note-se que essa possessão, que ela discute em termos de um "*animus* negativo" (pp. 74, 75, 98), não atinge a mulher obesa da mesma forma que o antagonismo tirânico e a compulsão rígida da anoréxica; para a mulher obesa ele está mais relacionado com as camadas de gordura literais do corpo e com o avolumar-se.

14. Bruch, *The Golden Cage*, p. 62. Também Meyer e Weinroth fornecem um exemplo de uma paciente que, para se testar, introduzia uma colher cheia de sorvete na boca e a retirava sem prová-lo ou tocá-lo (p. 393).

15. Bruch, *The Golden Cage*, pp. 16-17.

16. Binswanger, p. 255.

17. Selvini, capítulos 3 e 4. Também Rahaman *et al.*, *in* "Anorexia Nervosa with Psychiatric Observations", consideram, particularmente os seus primeiros casos diagnosticados, como reações psiconeuróticas com traços compulsivos. Ushakov, "Anorexia Nervosa", discute como, mesmo sendo bem astênica e magra, a anoréxica insiste em executar uma tarefa determinada, reage violentamente a qualquer oposição e executa trabalhos físicos além de suas forças. Thoma afirma: "É a atitude antagônica da paciente com anorexia nervosa que tem demonstrado ser o principal empecilho para todo investigador, desde Gull e Lasegue" (p. 299).

18. Lasegue, citado *in* Kaufman e Heiman, *Evolution*, p. 148.

19. Binswanger, p. 252, a respeito do ritual da caminhada; e ver também Bruch, *Eating Disorders*, pp. 272-75, e *The Golden Cage*, pp. 5-6, para exemplos específicos de atividade física.

20. Thoma, p. 275; ver também Binswanger, p. 291.

21. Bruch, *Eating Disorders*, p. 271; Dally e Gomez; *Anorexia Nervosa*, p. 66.

22. Thoma, p. 257; Bruch, *The Golden Cage*, p. 88; Bruch, *Eating Disorders*, pp. 270-71, descreve como o contexto para uma farra é o que a paciente descreve como "vazio" no sentido de falta de sentimento ou intimidade com outra pessoa. É esse vazio, essa dissolução última, que leva a anoréxica a se encher de comida (ou atividade), como se isso pudesse preencher o buraco abismal.

23. Thoma, p. 250.

24. Binswanger, p. 284.

25. Thoma descreve esse fenômeno, ao qual se refere como "entrega cósmica ao vento" (p. 277); ele também afirma: "Elas parecem não ter mais necessidades, e qualquer oferta de ajuda é vivenciada como um perigo que poderia ameaçar a perfeição e a segurança que elas adquiriram através da rejeição parcial da realidade. Elas parecem não se importar com sua deterioração física; isso pode ser relacionado a uma crença ilusória de que são capazes de viver de sua própria substância, num tipo de autarquia" (p. 249). Nós, ao contrário, temos inquirido de que substância ela vive, e essa questão nos conduziu à substância psíquica.

26. Bruch, *Eating Disorders*, p. 258.

27. Hillman, *Myth of Analysis*, pp. 263, 275.

CAPÍTULO IV. A MÃE DA MULHER ESQUELÉTICA

1. Meyer e Weinroth, "Psychological Aspects of Anorexia Nervosa", p. 395.

2. J. C. Nemiah, "Anorexia Nervosa, Fact and Theory", *Amer. J. Dig. Dis.* nº 3 (1958) : 249, citado *in* V. Taipale, O. Tuomi e M. Aukee, "Anorexia Nervosa. An Illness of Two Generations?", *Acta Paedopsychiat.* nº 38 (1971) : 21.

3. Thoma, *Anorexia Nervosa*, p. 261.

4. A. King, "Primary and Secondary Anorexia Nervosa Syndromes", pp. 471, 472, 475, 476.

5. Theander, "A Psychiatric Investigation of 94 Female Patients", pp. 162-63, 159, 168-69.

6. Blitzer *et al.*, "Children Who Starve Themselves: Anorexia Nervosa", p. 379; também O. Fenichel, "Anorexia", *in Collected Papers of O. Fenichel*, vol. 2 (Londres: Routlegde and Kegan Paul, 1955). Utilizando dois breves casos, Fenichel discute a relação da anorexia com a mãe dominadora e a fixação pré-genital.

7. Bruch, *The Golden Cage*, pp. 29-30. Ver também A. Barcai, "Family Therapy in the Treatment of Anorexia Nervosa", *Amer. J. of Psychiat.* nº 128 (1971): 286.

8. Bruch, *The Golden Cage*, pp. 67-69. Bruch discute a mastectomia de uma mãe como fator de precipitação da enfermidade da filha (p. 68); Dally e Gomez, *Anorexia Nervosa*, também descrevem a enfermidade da mãe como um fator significativo, dando como exemplo um carcinoma, capítulo 4.

9. W. Otto, "The Meaning of the Eleusinian Mysteries", *in The Mysteries Papers from the Eranos Yearbooks*, ed. Joseph Campbell, Bollingen Series (Princeton: Princeton University Press, 1978), p. 16. Também Kerényi, *Eleusis*, a respeito da dualidade Deméter-Perséfone, pp. 32-33, 144-50. Jung e Kerényi, *Essays on a Science of Mythology*, afirmam: "Elas devem ser pensadas como uma *figura dupla*, metade da qual é o complemento ideal da outra. Perséfone é, acima de tudo, a *kore* da mãe: sem ela, Deméter não seria uma *Meter*" (p. 109); ver também pp. 178-79.

10. "The Hymn to Demeter", *in The Homeric Hymns*, trad. Charles Boer (Spring Publications, 1979), pp. 90 e segs. Ver também W. Otto, "The Meaning of the Eleusinian Mysteries". Para uma discussão psicológica da consciência demetriana, em termos de se agarrar a uma perspectiva da consciência do mundo superior, ver P. Berry, "The Rape of Demeter/Persephone and Neurosis", *Spring,* 1975 : 190 e seg.

11. Blitzer *et al.*, particularmente pp. 368-73.

12. Dally e Gomez, capítulo 4. D. W. K. Kay, K. Shapira e S. Brandon, "Some Early Factors of Anorexia Nervosa Compared to Non-Anorexic Groups", *J. Psychom. Res.* nº 11 (1967) : 133.

13. Bruch discute esse pano de fundo em toda a sua obra: ver especificamente, "Hunger and Instinct", *J. Nerv. Ment. Dis.* nº 149 (1969) : 91; e *The Golden Cage*, pp. 26, 40-41. Em uma comunicação pessoal, ela descreve a mãe como "dotada e frustrada".

14. Taipale *et al.*, p. 24.

15. A discussão de Hillman sobre o coração enfadado e amortecido, que cai nos convencionalismos e formalismos "maus", é proveitosa aqui: "The Thought of the Heart", *in Eranos Jahrbuch* nº 48-1979 (Frankfurt a/M: Insel Verlag, 1981), p. 172-76.

16. Ver Jung e Kerényi sobre o tema: "Todo grão de trigo e toda jovem contêm, por assim dizer, toda a sua descendência e todos os seus descendentes — uma série infinita de mães e filhas numa só" (p. 153); "Nós diríamos, portanto, que toda mãe contém a filha em si mesma, que toda filha contém a mãe e que toda mulher se estende para trás, em sua mãe, e para a frente, em sua filha" (p. 162); "Uma coisa é entender 'a semente e o broto' e outra ter *reconhecido* neles o passado e o futuro como o próprio ser e sua continuação. Ou, como coloca o professor Jung: vivenciar o retorno, o *apocatastasis*, dos ancestrais de modo que eles possam se prolongar através da ponte do indivíduo momentâneo para as gerações futuras. Um conhecimento com esse conteúdo, com a experiência de *estar na morte*, não deve ser desprezado" (pp. 181-82).

CAPÍTULO V. A BOCA ESCANCARADA

1. "The Hymn to Demeter", trad. C. Boer, pp. 92-97.

2. Bruch, *The Golden Cage*, p. 60.

3. Blitzer *et al.*, "Children Who Starve Themselves: Anorexia Nervosa", pp. 370-83.

4. M. Selvini, "The Families of Patients with Anorexia Nervosa", *in the Child in His Family*, ed. J. Anthony e C. Koupernik (Nova York: Wiley, 1970), pp. 323-27.

5. "The Hymn to Demeter", pp. 98-102.

6. O que aponta de volta à "*identidade* original de mãe e filha", Jung e Kerényi, *Essays on a Science of Mythology*, p. 121. Mitologicamente, percebemos que Deméter está presente no próprio reino de Perséfone, assim como a experiência de Perséfone também está em Deméter: os guardadores de porcos (animal sacrificial de Deméter) eram engolidos pela terra junto com Perséfone (p. 118); também, numa fonte do mito, Deméter é raptada por Possêidon enquanto procura sua filha raptada (p. 123).

7. Bruch discute a literalização da anoréxica, *The Golden Cage*, pp. 48, 62, 70.

8. C. Robinson também discute a parte ritual do vomitar em termos de "desmaterialização ou Hades" e a relaciona com as qualidades de Hades conectadas com *Ais* ou *Aides*, ele-que-torna-invisível, "Anorexia Nervosa — An Underworld Trip", p. 7.

9. A anoréxica, "engolindo" a comida da mãe na cozinha, evoca um conto de Deméter, que, consumida pela dor de ter perdido a filha, morde o ombro de Pélops sem perceber o que está tão furiosamente engolindo. P. Berry registra o conto ("Demeter/Persephone and Neurosis", nº 11), citando H. J. Rose, *A Handbook of Greek Mythology* (Londres: Methuen and Co. Ltd., 1965), p. 81. A "ganância compulsiva" da anoréxica nos recorda a afirmação de Hillman, em *Re-Visioning Psychology*, p. 116, "*Algumas vezes agimos de modo a não enxergar*. Posso muito bem estar ativamente fazendo e tomando parte nas coisas para evitar saber o que minha alma está fazendo e que pessoa interior participa na ação" (grifo do autor).

10. Um prognóstico de sucesso para essa enfermidade não é encorajador. Selvini, *Self-Starvation*, capítulo 22, cita suas estatísticas: de oito anoréxicas observadas numa clínica, somente uma estabilizou o peso com boa adaptação social e sexual, embora ainda fosse "frígida". De vinte e duas pacientes particulares, somente doze foram "curadas". Dally e Gomez resumem amplas pesquisas (Crisp, Theander, Thoma e Bruch) afirmando que a recuperação é estimada em cerca de 50% das pacientes. Bemis, "Current Approaches to the Etiology and Treatment of Anorexia Nervosa", discute (pp. 597-600) numerosos estudos que tentam delinear os fatores que possam indicar um prognóstico diferente do resultado da anorexia nervosa. Bemis afirma que, apesar de uma resposta inicial favorável ao tratamento, os relatórios que se seguem indicam que menos da metade das pacientes anoréxicas "atingem um ajustamento satisfatório" (p. 597), com recorrência dos sintomas em 25% a 50% das pacientes, e 38% requerendo readmissão por anorexia nervosa dentro de dois anos.

11. Gottheil *et al.*, "Denial and Self-Image Confrontation in a Case of Anorexia Nervosa", p. 238.

12. Ibidem, p. 248.

13. Ibidem, p. 242.

14. Estamos gratas pelas contribuições da dra. Bruch aqui: a abundância de pesquisas e idéias que forneceu sobre esse tópico durante décadas. Suas ricas observações fenomenológicas e a habilidade em evitar uma interpretação sistemática nos ofereceram muitos *insights* sobre a natureza e a forma dessa patologia. Por isso, a crítica que se segue tem apenas a intenção de avançar ainda mais suas observações.

15. Bruch, *The Golden Cage*, pp. 15, 13, 21, 87; ver também 16-17, 40-44.

16. Ibidem, pp. 101-103.

17. Ibidem, p. 111.

18. Ibidem, p. 135. Note a extrema diferença entre isso e a perspectiva de Hillman, de que é na inferioridade, na incompetência, que se encontram as figuras psíquicas mais profundas, assim como sua abordagem de "ativamente estarem engajadas na imaginação e particularmente na imaginação inferior: imagens inferiores e imagens que nos fazem comportar-nos inferiormente" (J. Hillman, "Psychotherapy's Inferiority Complex", *in Eranos Jahrbuch*, nº 46 — 1977 [Frankfurt a/M: Insel Verlag, 1981], p. 8; revisto *in Healing Fiction* [Barrytown, Nova York: Station Hill Press, 1983].

19. Bruch, *The Golden Cage*, p. 145.

20. Ibidem, p. 142.

21. Bruch, "Hunger and Instinct", p. 94; *Eating Disorders*, p. 337; *The Golden Cage*, p. 123.

22. Selvini, *Self-Starvation*, pp. 193-230. Também Barcai, "Family Therapy in the Treatment of Anorexia Nervosa", pp. 286-90.

CAPÍTULO VI: A FOICE DE GAIA

1. O que torna ainda mais surpreendente o fato de a anorexia jamais ter-se tornado a filha dileta da psicologia profunda. Freud só faz referências ocasionais à anorexia nervosa. Em *The Origins of Psycho-Analysis*: *Letters to Wilhelm Fliess, Drafts and Notes*, 1887-1902, ed. Marie Bonaparte *et al.*, e trad. de Eric Mosbacher e James Strachey (Nova York: Basic Books, 1954), Freud escreve: "A neurose nutricional paralela à melancolia é a anorexia. A bem conhecida *anorexia nervosa* (grifo de F) das jovens parece-me (após observação cuidadosa) ser a ocorrência de melancolia onde não se desenvolve a sexualidade. A paciente afirma que não come simplesmente porque não tem apetite e por nenhuma outra razão. A perda de apetite — em termos sexuais, perda de libido" (p. 130). E em *On Psychotherapy* (*SE*, 7 : 257-68), ele escreve, em 1905: "A psicanálise não deveria ser tentada quando é requerida a rápida remoção de sintomas perigosos como, por exemplo, no caso da anorexia histérica" (p. 264). Hillman registra o esquecimento do alimento e da alimentação no trabalho dos psicólogos profundos *in Dream and the Underworld*, p. 173.

2. Berry, "What's the Matter with Mother", pp. 5, 9, 16-19; e também "Demeter/Persephone and Neurosis".

3. A carta de D. H. Lawrence para Lady Ottoline Morell (março de 1915): "Você conhece Cassandra em Ésquilo e Homero? Ela é uma das grandes figuras do mundo, e o que os gregos e Agamenom fizeram a ela simboliza o que a humanidade lhe fez desde então — violentaram-na, despojaram-na e caçoaram dela, para sua própria desgraça. Não é em seu cérebro que deve confiar, nem em sua vontade — mas naquela faculdade patética fundamental de receber as ondas ocultas que vêm das profundezas da vida e transferi-las para o mundo não-receptivo. Isso é algo que acontece abaixo da consciência, e abaixo da ordem da vontade — é algo irreconhecido, frustrado e destruído. (*Collected Letters*, ed. Harry T. Moore, vol. 1 [Nova York: The Viking Press, 1962], p. 326; citado *in* Aeschylus, *The Oresteia*, trad. R. Fagles [Nova York: The Viking Press, 1975], p. 331, n. 1196).

4. Ver Hillman, *Dream and the Underworld*, sobre isso: a "brecha" é o que acompanha Hades e o que ele necessita. Hillman afirma: "Conta-se que Hades não tem templos ou altares no mundo superior e seu confronto com ele é vivenciado como uma violência, uma violação (o rapto de Perséfone, as investidas contra simples ninfas vegetativas, Leuce e Minthe; e Ilíada 5, 395 e Píndaro 01.9, 33)" pp. 27-28).

5. J. H. Masserman, "Psychodynamics in Anorexia Nervosa and Neurotic Vomiting". Masserman retoma a interpretação de Waller *et al.* (comer como fecundação oral) um passo adiante.

6. Selvini, "The Families of Patients of Anorexia Nervosa", p. 327; Thoma, *Anorexia Nervosa*, p. 261.

7. *On Poetic Imagination and Reverie: Selections from the Works of Gaston Bachelard*, trad. Colette Gaudin, pp. 14 e segs., citado *in* Hillman, "Silver and the White Earth (Part Two)", *Spring* 1981: 60.

8. Otto, "The Meaning of the Eleusinian Mysteries", pp. 24-30.

9. Hesíodo, *Theogony*, trad. Richard Lattimore (Ann Arbor: University of Michigan Press, 1973, pp. 132-34. (Trad. Jaa Torrano, *Teogonia, a origem dos deuses*, São Paulo, Massao Ohno-Rositha Kempf/Editores, 1981.)

10. Ibidem, São Paulo, pp. 134 e seg.

11. C. Kerényi, *The Gods of the Greeks* (Londres: Thames and Hudson, 1979), pp. 22-23; também, a respeito das fixações de Cronos, J. Hillman, "On Senex Consciousness", *Spring* 1970; e "On Senex Destruction and a Renaissance Solution", *Spring* 1975.

12. T. Burckhardt, *Alchemy* (Baltimore: Penguin, 1974), p. 187; ver também pp. 185-87, onde ele discute o primeiro estágio do trabalho correspondente à "negrura" e a "mortificação", e que vem sob o signo de Saturno/Cronos. Ser apanhada em Cronos poderia manter a mulher faminta presa a este primeiro estágio de sua jornada psicológica. Ela poderia encenar a repetitiva absorção da matéria por Cronos, se esquecesse a foice. Também ver Hillman sobre Senex, *Spring* 1970, 1975.

13. C. G. Jung, sobre essa herança psicológica: "Sinto muito fortemente que estou sob a influência de coisas ou questões que foram deixadas incompletas e irrespondidas por meus pais e avós e ancestrais mais distantes. É, quase sempre, como se houvesse um carma impessoal dentro de uma família, que é passado de pais para filhos. Sempre me pareceu que eu tinha que responder às perguntas que o destino fez a meus ancestrais, e que ainda não haviam sido respondidas, ou como se tivesse que completar, ou talvez continuar, coisas que épocas precedentes haviam deixado inacabadas" (*Memories, Dreams, Reflections* [Nova York: Random House, 1965], p. 233).

14. O processo alquímico que corresponde a essa situação é a vitrificação: ver Hillman, "Silver and the White Earth (Part two)", pp. 38-39. Se o rubor continua no estágio de *nigredo*, essa vitrificação resulta num endurecimento, assim como numa encenação, compulsão, emocionalidade (enrubescimento).

CAPÍTULO VII: TERAPIA IMAGINAL

1. Para um estudo mais completo do *daimon* e suas relações com a psicoterapia baseada no trabalho de Jung, ver J. Hillman, "The Pandaemonium of Images: C. G. Jung's Contribution to *Know Thyself*", *New Lugano Review* nº 3 (1977): 35-45; e para um sumário das referências ao *daimon*, ver nº 2, no capítulo VIII deste livro.

2. Jung e Kerényi, *Essays on a Science of Mythology*, p. 127, a respeito da ligação da foice — "instrumento em forma de lua [que] foi usado para cortar aquilo que *carrega a semente, i.e.*, o milho ereto" (grifo dos autores) — com Deméter/Perséfone.

3. Burckhardt, *Alchemy*, p. 186: ver sua discussão do primeiro estágio (*nigredo*) do trabalho, correspondendo ao "enegrecimento" e à "mortificação". Ele continua, afirmando que os místicos cristãos falam desse estágio em termos da "parábola do grão de trigo, que precisa permanecer sozinho na terra e morrer, para poder dar frutos" (p. 186).

4. "The Hymn to Demeter", trad. C. Boer, pp. 102-07.

5. O hino homérico chama a filha galhofeira de Iambe; Paul Friedrich discute a possibilidade da importância dos versos iâmbicos nos mistérios de Elêusis e registra também que os gracejos de Iambe podem ser relacionados com o comportamento verbal obsceno "comum nos ritos de fertilidade em geral, [que] se acredita simulam os poderes produtivos da terra" (*The Meaning of Aphrodite* [Chicago: University of Chicago Press, 1978], p. 1872). Nor Hall declara que, segundo uma versão órfica do mito, Iambe é chamada Baubo, que trouxe de volta o sorriso de Deméter através de danças sugestivas, gestos obscenos de pernas abertas e "risos do ventre" (*The Moon and the Virgin*). Figurinhas "Baubo" são conhecidas desde o Egito ptolomaico (séculos II e III) e são descritas como gordas, aparecendo sentadas e exibindo a genitália. "As figurinhas, algumas vezes tão pequenas quanto amuletos, parecem ter sido encontradas perto ou dentro de quartos de mulheres nas casas egípcias e parecem ter estado ligadas ao assim chamado culto bubastis, exclusivo de mulheres e ligado ao parto e à promoção da fertilidade" (Jorgen Andersen, *The Witch on the Wall* [Copenhague: Rosenkilde and Bagger, 1977], pp. 133-34). A conexão com cultos de fertilidade femininos evoca os ritos das feiticeiras dos séculos XIV a XVII. Realmente, Andersen nota que *Frau* Baubo monta uma porca seguida de bruxas nas festividades de Walpurgisnacht, no *Fausto* de Goethe. Toda a síndrome da anorexia pode ser relacionada com o fenômeno da bruxa (numa leitura psicológica da bruxa, ver o meu "Verso una compreensione psicologica della strega", *Giornale storico di psicologia dinamica*, nº 7 [1983] : 44), mas essa discussão está fora do objetivo deste livro.

6. "The Hymn to Demeter", p. 107.

7. Ibidem.

8. Ibidem, pp. 108-13.

9. Hillman, "Pandaemonium of Images", p. 42.

10. "The Hymn to Demeter", pp. 113-20.

11. Ibidem, pp. 120-23.

12. Ibidem, pp. 123-35.

13. Para minha imagem de Hécate, baseei-me nos trabalhos de: Hesíodo, *Theogony*, pp. 147-49; C. Kerényi, *Gods of the Greeks*, pp. 35 e seg., 113, 233, 140; Farnell, *The Cults of the Greek States*, vol. 2, pp. 501-19; R. Graves, *The Greek Myths:* 1 (Baltimore: Penguin, 1966), pp. 122-24; C. Kerényi, *Hermes, Guide of Souls* (Spring Publications, 1976), p. 65. Ver também meu ensaio sobre a bruxa, "Verso una compreensione psicologica della strega". Palestras e conversações com David Miller contribuíram para minha compreensão de Hécate. Sou muito grata pelo seu apoio e incentivo nos estágios iniciais da elaboração desse manuscrito.

14. A respeito do *thymos* (respiração-alma/sangue-alma) e suas ligações com os pulmões, doenças do pulmão e doenças de amor, para Homero e os pré-socráticos, ver R. B. Onians, *The Origins of European Thought* (Cambridge: Cambridge University Press, 1951), particularmente pp. 37, 56 e seg. Outras discussões de *thymos* e respiração são encontradas *in* R. Sardello, "Beauty and Violence", *Dragonflies: Studies in Imaginal Psychology* 2/1 (1980) : 93 e seg.; T. Moore, "Images in Asthma", *Dragonflies* 1/2 (1979) : 10; M. Sipiora, "A Soul's Journey", *Spring* 1981: 165-67.

15. Embalar com o alento é um acalento psicológico: as irmãs do bebê Demofom se tornam "amas inferiores" após os cuidados de Deméter. O acalento de Deméter serviu como uma iniciação ao fogo do mundo inferior, aos domínios de essências inumanas, à alma; ela foi uma ama psicológica.

16. Isso está relacionado com a advertência de Hillman a respeito da conversão, ao discutir a transição psicológica do estágio da *nigredo*, preto, inerte e materializado, para o branco despertar da realidade psíquica no estágio da *albedo*: a *albedo* sempre deve ser distinguida da *prima matéria*. "Aqui o embranquecimento retorna à inocência primeira e o *opus* volta ao seu início" ("Silver and the White Earth [Part Two]", p. 35).

17. Mary Watkins discorre muito bem sobre essa questão *in* "Six Approaches to the Image in Art Therapy", *Spring* 1981 : 117: "A imagem, em sua especificidade, nos empresta o pano de fundo imaginal para cada experiência, levando assim o mundo cotidiano para planos de significados metafóricos. Conforme imagem e experiência se interpenetram, a imagem não é descartada, mas se torna um olho através do qual se percebe e sente".

18. A respeito das imagens espontâneas que surgem no método chamado de "imaginação ativa", Jung escreve que é um "método (elaborado por mim) de introspecção para observar a sucessão de imagens interiores. A pessoa concentra sua atenção em alguma imagem-de-sonho impressionante, mas ininteligível, ou numa impressão visual espontânea e observa as mudanças que ocorrem nela (...) A vantagem desse método é que traz à luz uma massa de material inconsciente. Desenhar, pintar e modelar podem ser usados para o mesmo fim. Uma vez que uma série visual tenha se tornado dramática, ela pode facilmente passar para a esfera auditiva ou lingüística, e dar origem a diálogos ou algo semelhante" (Jung e Kerényi, p. 164). Para a discussão de Jung a respeito de seu próprio trabalho com a imaginação ativa, ver *Memories, Dreams, Reflections*. Ver também Hillman a respeito do assunto: "Jung afirma que lidou com as figuras que encontrou 'como se fossem pessoas reais'. A chave é este *como se*; a realidade 'como se' metafórica, nem literalmente real (alucinações ou pessoas na rua) nem irreal-não-reais (meras ficções, projeções que o 'eu' inventa como partes do 'mim', ilusões óticas)" ("Pandaemonium of Images", p. 36). Ele continua, contrastando a imaginação ativa com a introspecção (p. 36), a moral convencional (p. 37) e a demonologia (pp. 38-42), e apresenta cinco advertências sobre ela, que dizem respeito à espiritualidade, produção artística, visão mística e cura pessoal (pp. 42-43). Também a respeito da tradição de falar diretamente com a alma, com exemplos de sua prática terapêutica, ver Hillman, "Psychotherapy's Inferiority Complex". Ver também a discussão de Mary Watkins do trabalho pessoal e profissional de Jung com a imaginação ativa, *Waking Dreams* (Nova York: Harper & Row, 1976), pp. 42-51, assim como seu excelente relato da "imaginação terapêutica", capítulos 6, 7, 8.

19. Hillman, "Silver and the White Earth (Part Two)", p. 47.

20. Ibidem.

21. Isto é, engajamento ativo através da imaginação ativa e diálogo com essas figuras. Ver Hillman, "Psychotherapy's Inferiority Complex", para exemplos disso.

22. J. Hillman, "Silver and the White Earth (Part One)", *Spring*, 1980.

23. Hillman discute a importância disso para o despertar psicológico, *Re-Visioning Psychology*, pp. 14-15.

CAPÍTULO VIII. DAIMON MULHER DE GELO MULHER CADELA

1. Ver Binswanger, "The Case of Ellen West", para descrições da poesia de Ellen; também sobre isso, ver o poema de June Jordan, citado *in* Kim Chernin, *The Obsession*, p. 12. Gostaria de acrescentar que teria sido difícil, senão impossível, para mim, escrever as últimas sessões deste livro sem o "espaço" provido por meus colegas, em Connecticut, Michele Toomey e Helen Yott.

2. A respeito dos *daimones*: "os *daimones* eram figuras do reino intermediário, nem bem deuses transcendentes nem bem humanos físicos, e havia muitos tipos deles: benéficos, aterrorizadores, portadores de mensagens, mediadores, vozes guias e cautelares (como o *daimon* de Sócrates e como Diotima)" (Hillman, "Pandaemonium of Images", p. 36.). Ver também esse ensaio para uma discussão dos *daimones* de Jung: "imagens personificadas da visão interior. (...) Esse encontro com tais figuras pessoais se tornaram as primeiras personificações de seu *destino* maduro — que é também como Jung fala das personificações que encontramos quando interiorizamos para conhecer a si mesmo" (pp. 35 e seg.). Ver também Jung, *Memories, Dreams, Reflections*; e o vol. 7 e o vol. 17, pp. 175 e segs. dos *The Collected Works of C. G. Jung* (daqui para a frente nomeado CW), Bollingen Series XX (Princeton, Princeton University Press e Londres: Routledge and Kegan Paul, 1953-79). Para outros estudos do *daimon*, ver Onians, *The Origins of European Thought*; E. R. Dodds, "Man and the Daemonic World", *in Pagan and Christian in a Age of Anxiety* (Cambridge: Cambridge University Press, 1965); R. May, "Psychotherapy and the Daimonic", *in Myths, Dreams, and Religion*, ed. J. Campbell (Nova York: Dutton, 1970), pp. 196-210. A respeito do *daimon* de Sócrates, ver Platão, *Phaedrus*, 242c; *Apology*, 91d; e a respeito da discussão de Platão, ver P. Friedlander, "Demon and Eros", capítulo 2 *in Plato*, vol. 1, Bollingen Series (Princeton: Princeton University Press, 1973). Também Ficino a respeito dos guardiães *in Marsilio Ficino: The Book of Life*, trad. C. Boer (Spring Publications, 1980), pp. 169-73. Não há muita coisa escrita a respeito da relação da mulher com o *daimon*, exceto alguma discussão no fascinante artigo de Adrienne Rich: "Vesuvius at Home: The Power of Emily Dickinson", *in On Lies, Secrets, and Silence* (Nova York: W. W. Norton, 1979).

3. Binswanger cita Ellen West sobre isso: "Avistar comestíveis desperta anseios em mim que eles [os comestíveis] nunca conseguem apaziguar. É como se uma pessoa tentasse matar sua sede com tinta. Talvez eu conseguisse me libertar se solucionasse esse enigma: a conexão entre o comer e a ansiedade" (p. 254).

4. No sentido do conhecer a si mesmo: "Conhecer a si Mesmo, à maneira de Jung, significa tornar-se familiarizado com, abrir-se para, e escutar, isto é, conhecer e discenir os *daimons*" (Hillman, "Pandaemonium of Images", p. 35).

5. Thoma, *Anorexia Nervosa*, p. 37, comenta que o único aspecto do tratamento com o qual todos concordam unanicamente é que os pacientes devem ser removidos do ambiente doméstico.

6. Para minha discussão do súlfur, utilizei as seguintes referências: Jung, CW 14, par. 134-53, CW 12; Burckhardt, *Alchemy*; Hillman, "The Thought of the Heart", em que ele se baseia nos trabalhos de John Read, *Through Alchemy to Chemistry* (Londres: Bell, 1957), p. 18: "New Chemical Light", *in Hermetic Museum*, vol. 2 (Londres: Stuart and Watkins, 1953), p. 154; e em Paracelso, *The Hermetic and Alchemical Writings*, trad. A. E. Waite, vol. 1 (Nova York: University Books, 1967), p. 127.

Também apoiei-me diretamente em fontes químicas: J. R. Partington, *A Textbook of Inorganic Chemistry* (Nova York: Macmillan and Co., 1950), pp. 447-51; James Norris, *A Textbook of Inorganic Chemistry of Colleges* (New York: McGraw-Hill, 1921), pp. 245-47; M. J. Sienko e R. A. Plane, *Chemistry* (Nova York: McGraw-Hill, 1966). Agradeço a Bonnie Rosenberg por sua assistência na obtenção dessas referências.

7. Norris, *Inorganic Chemistry for Colleges*, p. 245. Nessa relação entre fogo e enxofre, e também devido à conexão do súlfur com os vulcões, sua abundância na Sicília, e a relação com irritações da pele e urticária, a associação metafórica é feita entre súlfur e a cor vermelha.

8. Dylan Thomas, *Collected Poems: 1934-1952* (Londres: Everyman's Library 1977), p. 8. Ver também Burckhardt, p. 140, a respeito da conexão do súlfur com o sol, o leão, a vitalidade do mundo.

9. Ver Jung, CW 14, par. 151-52 para a conexão entre súlfur e "compulsão".

10. Sobre esse ponto de vista, Chernin declara: "O que pode ser visto como grande e heróico em nós, merecedor de respeito e admiração, se perdeu porque nós ainda não possuímos uma linguagem universal para discutir a luta da mulher pela alma" (*Obsession*, p. 187). Também Hélène Cixous, "Castration or Decapitation?", *Signs* nº 7 (1981) : 41: "O inconsciente é sempre cultural e, quando ele se manifesta, conta-lhe velhas histórias, coisas antigas que você já ouviu antes porque fazem parte da cultura reprimida. Mas ele é também sempre modelado pelo retorno forçoso da libido, que não desiste tão facilmente, e também pelo que é estranho, que está fora da cultura, por uma linguagem que é a língua selvagem que pode se fazer entender muito bem. Eis por que penso que o trabalho *político*, e não só literário, começa logo que a escrita é realizada por mulheres que ultrapassam os limites da censura, da leitura, da contemplação, do comando masculino, naquele atrevimento em que as mulheres que se arriscam podem incorrer quando se expõem ao desconhecido, buscando a si mesmas" (pp. 52-53).

11. Norris, p. 246. Também "New Chemical Light", *in Hermetic Museum*, vol. 2, p. 154, citado *in* Hillman, "The Thought of the Heart", p. 140.

12. "O súlfur pode ser obtido de qualquer coisa que capte nossa atenção, que resplandeça. Vem do mundo natural e de nossa mundanidade. Pode ser extraído de qualquer compulsão, fascinação ou atração no macrocosmo" (Hillman, "Silver and the White Earth [Part One]", p. 32). Também pp. 176-82; também Jung, CW 14, par. 151-52.

13. Essa contenção e refinamento do súlfur vermelho, de modo que seu desejo vitalize e libere a alma sem destruição, metaforicamente significa um movimento do súlfur vermelho para o súlfur branco: Hillman, "Silver and the White Earth (Part One)", pp. 28-30; "Part Two" pp. 40-44; também "The Thought of the Heart". Hillman compara o súlfur branco à prata, discutindo suas "afinidades inatas" ("Silver and the White Earth [Part One]", pp. 28-30), e continuando a discutir a mineração da prata na alquimia medieval e renascentista, ele registra a conexão frio/ódio com o súlfur branco (pp. 38-39) e também o "som" como um lugar de minerar prata (pp. 41-46).

14. Kerényi, *Gods of the Greeks*, p. 58.

15. Para uma discussão mais profunda do assunto, ver Friedrich, *The Meaning of Aphrodite*, capítulo 5.

16. Ver Capítulo VI deste livro, 3.

17. Kerényi, *Gods of the Greeks*, p. 34.

18. Dante, "Canto IX", linhas 38-42, *in The Divine Comedy: Hell*, trad. Dorothy L. Sayers (Nova York: Penguin, 1980), p. 124.

19. Kerényi, *Gods of the Greeks*, p. 47.

20. Ibidem, p. 49. Ver também Jung e Kerényi, *Essays on a Science of Mythology*, pp. 125-26, a respeito dos aspectos terríveis de Perséfone.

21. Imagem da canção "Native Dancer", escrita por Cris Williamson e parte do álbum *Strange Paradise*, Olivia Records, Inc., 1980. A música de Kay Gardner também contribuiu grandemente para este capítulo, assim como o espírito sincero de Bloodroot, de Connecticut. Sou grata também pela leitura e comentários de Bloodroot a respeito das "sessões sobre a mãe" nos estágios iniciais da elaboração desse manuscrito.

22. Um atributo do súlfur — "gordura da terra" — *in Libellus de Alchimia*, atribuído a Alberto Magno, citado *in* Hillman, "The Thought of the Heart", p. 140. O súlfur também ocorre em muitos óleos encontrados em plantas como a cebola, a mostarda, o alho e o repolho (Norris, p. 246).

23. Inclusive o pai. Como a anoréxica está lutando com uma força tirânica de Hades ligada à Mãe, a escolha do marido da mãe pode também trazer em si esse elemento de Hades, o que seria responsável por algumas das imagens dramáticas da avidez do pai, paralelas a descrições de suas qualidades aterradoras e majestade, *in* Bani Shorter, "The Concealed Body Language of Anorexia Nervosa", pp. 11-12.

24. Isso nos liga ao *não-ser* de Perséfone, que "não é um *puro* não-ser, mas o tipo de não-ser do qual os vivos se esquivam como de algo *com um sinal negativo*: uma monstruosidade que usurpou o lugar da beleza inimaginável, o aspecto noturno daquilo que de dia é a coisa mais desejável dentre todas" (Jung e Kerényi, pp. 127-28 [grifo dos autores]).

25. O perigo da "conversão" na transição para a realidade psíquica, do qual Hillman fala *in* "Silver and the White Earth (Part Two)", pp. 34-35.

26. No sentido de "ser consumida" pelo desejo. A respeito da mordida de Hécate, permitindo a distância necessária para ver através, ao invés de encenar literalizando ou compulsivamente, recordamos que a etimologia mais comum para seu nome deriva de *hekatos*, "aquela que é distante" (Kerényi, *Gods of the Greeks*, p. 35). Também percebemos que esse tipo de trabalho com as presenças imaginais nos permite encontrar um "ego diferenciado", que conhece suas próprias fronteiras porque *vai até a alma* e por meio das figuras da alma, em vez de um "ego construído" (como foco em intenção, sentimento e comportamento pessoais) às custas da realidade intrapsíquica.

27. Ver Safo, sobre a associação de Hécate com Afrodite (Fragmento 35) "You wear her livery/ Shining with gold,/ you, too. Hecate/ Queen of Night, hand-/ maid to Aphrodite" ["Usa tua libré/Brilhando de ouro,/ tu também, Hécate/ Rainha da Noite, companheira de Afrodite"] (Sappho, trad. Mary Barnard [Berkeley e Los Angeles: University of California Press, 1958]).

28. A luz de Hécate não é tão direta como a do Sol: "Ela está em sua caverna quando o Sol presencia a sedução" (Jung e Kerényi, p. 110); e ver pp. 110-11 a respeito da tocha de Hécate. Essa é a luz necessária para suavizar o olhar penetrante que tanto imobiliza e tiraniza a anoréxica (e assim o súlfur vermelho pode se transformar em súlfur branco).

29. Ver Otto, "The Meaning of the Eleusinian Mysteries", p. 30.

30. Hillman, "The Thought of the Heart", p. 161, n. 37.

31. Binswanger, p. 252.

32. Discordo de Kerényi aqui, pois ele diz que Perséfone é "completamente passiva" (ao colher as flores estupefacientes quando foi raptada), *Essays on a Science of Mythology*, p. 108. O paradoxo é que *no interior* do agarrar ativo está a estupefação (cegueira e entorpecimento da compulsão).

33. Onians, pp. 74-75. Também, a partir deste livro, J. Hillman ("The Thought of the Heart", pp. 163-65) discute o "absorver", "respirar" e "arfar" como *aisthesis*, a atividade da percepção estética e o elo entre o coração e os sentidos. Lembremo-nos dos problemas respiratórios de Helen, que sugerem uma incapacidade de absorver, extrair, as figurações do coração, as presenças imaginais. Com uma educação de imaginação ativa e trabalho com sonhos ela começou a "absorver", "respirar" no mundo no sentido da reação estética. Ver também a discussão de Hillman no ensaio de Afrodite-Safo e uma intimidade que não é subjetiva mas necessária para o branqueamento do súlfur (pp. 178-79). A respeito do surgimento de Afrodite ligado à experiência dos iniciados em Elêusis, ver Jung e Kerényi, p. 151.

34. Esse tipo de significado psíquico atribuído à sua dieta refere-se à distinção, tão importante na psicologia arquetípica, entre o concreto e o literal e como isso se relaciona com o efeito psicologizante do ritual. Ver Hillman, *Re-Visioning Psychology*, p. 137; *Dream and the Underworld*, pp. 171-74.

35. Ver Chernin, p. 17, a respeito de como o desejo de comida, seguindo, absorvendo, impõe uma percepção estética: "Notei que a permissão para comer está intimamente ligada a um prazer na vida, um sentido de alegria e abundância, uma percepção de algum significado inesperado ou belo".

36. Hillman, *Re-Visioning Psychology*, p. 146.

37. Ver a discussão de Chernin sobre a "reencenação da festividade ritual" *in Edible Woman*, de Margaret Atwood (*A mulher Comestível*, Rio de Janeiro, Globo, trad. Hildegard Feist, 1988), no qual a personagem principal, Marian,

transcende o "simbolismo fútil" da anorexia, transformando-o num "expressivo simbolismo de ritual" (p. 71).

38. Num artigo recente sobre anorexia, na *Life Magazine* (fevereiro de 1982), há a descrição de uma anoréxica preparando uma refeição para a família e maravilhando-se de tal modo com sua beleza que corre em busca de uma máquina fotográfica. A mãe diz: "Não se tira foto de comida, come-se" (p. 70). Mas nós observamos: a comida é estética enquanto a comemos. Todo o artigo é basicamente uma discussão da supressão, "cura", fixando os demônios da patologia sem penetrar muito nos recessos da psique da paciente. Ela é deixada, no fim, parecendo uma criança poliana, vestida com o "mais feminino dos vestidos" que a família pôde encontrar na loja, com as forças sulfúricas suprimidas ainda emergindo através de suas exigências de perfeccionismo acadêmico, de tomar conta dos pais, de visitas ao supermercado às 2h30 da madrugada e obsessões em torno da balança, sua "mágica" (p. 76). O último terapeuta (Steven Levenkron) leva as forças potentes de um modo que permite à paciente algum distanciamento de seu "demônio" e de algum modo o retira do alimento, mas um trabalho imaginal ativo teria de ser realizado para a "possessão" (identificação com o elemento sulfúrico) não assumir, literalmente, outras formas destrutivas.

39. Ver a discussão de Friedrich sobre as dificuldades da oposição inerente de Afrodite e Deméter, pp. 181-91. Ver também a referência alquímica de Jung à Virgem Maria, como o Mercúrio feminino, que é fecundado por uma semente derivada de um "fogo sulfúrico" (CW 12, par. 470).

40. Hillman, *Re-Revisoning Psychology*, p. 9. Também ver Rich, "Power & Danger: Works of a Common Woman", *in On Lies, Secrets, and Silence*, especialmente a p. 257.

DAG GRÁFICA E EDITORIAL LTDA.
Av. N. Senhora do Ó, 1782, tel. 857-6044
COM FILMES FORNECIDOS PELO EDITOR
Imprimiu